DE LA FOLIE,

OU

ALIÉNATION MENTALE;

PAR M. GEORGET, D. M. P.

(EXTRAIT DU DICTIONNAIRE DE MÉDECINE).

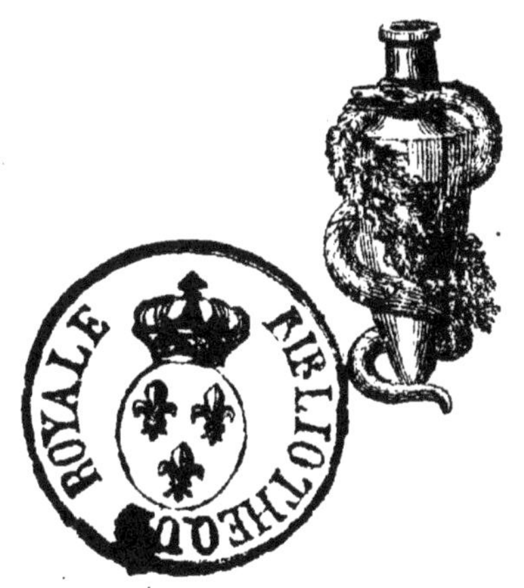

PARIS,

DE L'IMPRIMERIE DE RIGNOUX,

RUE DES FRANCS-BOURGEOIS-SAINT-MICHEL, N° 8.

1823.

DE LA FOLIE,

OU

ALIÉNATION MENTALE.

Nous nous servirons de l'une ou de l'autre de ces deux expressions (*folie* et *aliénation mentale*), pour désigner une maladie apyrétique du cerveau, ordinairement de longue durée, presque toujours avec lésion incomplète des facultés intellectuelles et affectives, sans trouble notable dans les sensations et les mouvemens volontaires, et sans désordres graves, ou même sans désordres marqués dans les fonctions nutritives et génératrices : à quoi nous pourrions ajouter, si nous voulions chercher à donner une idée de la nature du trouble des facultés intellectuelles et morales, 1° que le malade a des idées, des passions, des déterminations, différentes des idées, des passions et des déterminations qui lui étaient familières, différentes de celles du commun des hommes raisonnables; 2° qu'il conserve en général la conscience de sa propre existence, celle des objets avec lesquels il se trouve en rapport, et se rappelle en guérissant toutes les impressions qu'il a reçues, tous les motifs de ses actions, etc.; 3° qu'il méconnaît son état de délire, se croit en bonne santé, ou bien que s'il ne le méconnaît pas, sa volonté est impuissante pour le maîtriser. Nous ne traitons point dans ce travail de l'*idiotie* de naissance.

§ I. Parmi les *causes prédisposantes* de l'aliénation mentale, les suivantes sont les plus importantes : 1° l'âge de trente à quarante ans, puis celui de vingt à trente, de quarante à cinquante; elle atteint un peu plus tôt les femmes et les gens riches, que les hommes et les pauvres. Sur quatre mille quatre cent neuf malades admis dans divers établissemens de France et d'Angleterre, trois cent cinquante-six étaient âgés de dix à vingt ans, cent six de vingt à trente, quatorze cent seize de trente à quarante, huit cent soixante-un de quarante à cinquante, quatre cent soixante-un de cinquante à soixante, cent soixante-quatorze de soixante à soixante-dix, et trente-cinq seulement avaient plus de soixante-dix ans. On cite peu d'exemples de folie chez des individus au-dessous de quinze ans; M. Esquirol en rapporte seulement trois de ce genre. Passé soixante ans, on n'observe plus guère que cette espèce de dégradation intellectuelle qu'on nomme *démence sénile*, qui survient lentement avec les progrès de l'âge, principalement chez les sujets dont le cerveau a été trop fatigué, ou à la suite de certaines affections apoplectiformes de cet organe. 2° Le sexe feminin : de 1801 à 1821, on a admis quatre mille cinq cent cinquante-deux aliénés à Bicêtre, et sept mille deux cent vingt-trois aliénées à la Salpêtrière, en tout onze mille sept cent soixante-quinze; à la fin de 1820 il y avait mille quatre cent deux femmes aliénées à la Salpêtrière, et seulement sept cent quarante hommes aliénés à Bicêtre. (Desportes, *Rapport sur le service des aliénés*, Paris, 1823.) Dans l'espace de quarante-six ans on a reçu à Bedlam ou Betléem de Londres, huit mille huit cent soixante-quatorze aliénés, dont quatre mille huit cent trente-deux femmes, et quatre mille quarante-deux hommes. (Haslam.) M. Esquirol a trouvé, dans divers hospices de France, sept cents femmes aliénées, et environ cinq cents hommes.Dans quelques contrées et dans plusieurs établissemens, le nombre des malades du sexe masculin est cependant un peu plus considérable que le nombre des malades de l'autre sexe. Si les femmes sont plus sujettes à la folie, cela nous semble tenir à la constitution nerveuse dont elles sont douées plus généralement que les hommes, à l'état de susceptibilité souvent extrême qui accompagne l'époque menstruelle, la grossesse, les couches et la lactation; à leur position sociale, qui les expose si souvent à des chagrins, à des contrariétés de tout genre, etc. 3° Une disposition héréditaire : cette cause est tellement fréquente, et en même temps tellement puissante, qu'elle n'a échappé à aucun observateur éclairé : on l'a rencontrée plus fréquemment chez les riches que chez les pauvres; sur trois cent vingt et une aliénées admises à la Salpêtrière, cent cinq, ou à peu près un tiers, avaient eu des parens aliénés; et sur deux cent soixante-quatre malades des classes riches, cent cinquante, ou plus de la moitié, étaient dans le même cas. (Esquirol.) Cette différence en faveur des classes pauvres ou peu fortunées a sa source principale dans le préjugé qui porte les familles riches, et surtout les familles titrées, à s'allier très-souvent entre elles, à des degrés de parenté plus ou moins rapprochés, quelquefois entre individus dont plusieurs parens ont été aliénés. Mais ce qu'il y a de plus particulier dans l'influence de cette prédisposition, c'est que la maladie se développe quelquefois chez les enfans, précisément au même âge et sous la même forme que chez le père ou la mère. Cox assure que rien n'est plus commun que de voir tomber dans l'aliénation les enfans d'un père ivrogne. Les frayeurs éprouvées pendant la grossesse disposent aussi les enfans à l'aliénation mentale, ainsi qu'à plusieurs autres affections cérébrales. 4° Ce que l'on appelle tempérament nerveux et mélancolique, susceptibilité et mobilité nerveuse; un caractère naturellement violent et emporté, une immagination ardente et désordonnée, une activité trop grande des facultés intellectuelles, des passions vives, des penchans prononcés. 5° Les résultat d'une éducation vicieuse. Tantôt on fatigue de trop bonne heure l'esprit des enfans par des études disproportionnées à leur âge : tantôt, par un excès de tendresse, on satisfait tous leurs désirs, et on laisse leur esprit se meubler de connaissances superficielles; on caresse, on excite, on exalte leur amour-propre, et ces *enfans gâtés* sont, à dix-huit ou vingt ans, capricieux, hautains, exigeans, impertinens, ignorans et insupportables; ils entrent dans un monde où ils ne trouvent plus personne qui se plie à leurs volontés; repoussés de tous côtés, souvent ils se jettent dans la débauche, et finissent par se tuer ou par perdre la raison : tantôt c'est un caractère sérieux et morose développé par une surveillance trop sévère, par des mauvais traitemens, ou par des préférences injustement accordées : enfin, un esprit malentendu d'indépendance, de liberté ou de religion, n'est pas moins propre à fausser l'intelligence des jeunes têtes. 6° Sur mille sept cent vingt-six femmes aliénées, neuf cent quatre-vingts sont célibataires, deux cent quatre-vingt-onze sont veuves, trois cent quatre-vingt-dix-sept seulement sont mariées; sur sept cent soixante-quatre hommes aliénés, quatre cent quatre-vingt-douze sont célibataires, cinquante-neuf sont veufs, et deux cent un sont mariés. (Desportes, *Rap. cit.*) Doit-on conclure de ce fait, que le célibat favorise le développement de l'aliénation mentale? 7° Les professions qui nécessitent que l'attention soit fortement et continuellement occupée d'un même objet, qui exigent une activité toujours soutenue de l'esprit, qui excitent sans cesse les désirs et les tourmens de l'ambition, la soif du pouvoir, des richesses, des honneurs, des distinctions de toute espèce, qui agitent à chaque instant l'esprit par l'espérance du succès et la crainte des revers, qui l'entretiennent et l'occupent de projets extravagans, d'idées spéculatives, etc. : ces professions produisent beaucoup de fous; plusieurs rois ou reines étaient aliénés à la fois il y a quelques années; les villes de commerce et de manufactures donnent beaucoup de fous; on en compte beaucoup parmi les militaires, les administrateurs ou employés, les gens de lettres, artistes, étudians, et tous ceux qui font des excès d'étude; parmi les artisans dont les moyens de subsistance sont médiocres et mal assurés, qui n'ont souvent que l'alternative de se déshonorer pour vivre, ou de supporter toutes les horreurs de la misère; telle est la position de la plupart des ouvriers à Paris. Ajoutez à ces genres de vie l'abus des jouissances de toute sorte, qui finit par dégoûter de vivre, et causer un ennui insupportable; les excès vénériens, la masturbation, l'abus des liqueurs alcoholiques, le passage d'une vie active à l'oisiveté, l'habitude de lire de mauvais livres, de fréquenter des sociétés dangereuses, l'inoccupation et le désœuvrement. 8° des accès antérieurs de folie : dès qu'un individu a éprouvé *plusieurs* accès de folie, il est très-probable qu'il y sera sujet dans la suite, et même qu'il finira par mourir aliéné. 9° certaines maladies du cerveau : on sait que les affections apoplectiformes des vieillards affaiblissent l'intelligence, causent la démence sénile; l'épilepsie est une cause puissante de folie. 10° On reçoit dans les asiles d'aliénés un plus grand nombre de malades pendant le semestre d'été que pendant le semestre d'hiver. 11° Il paraît que la fréquence de l'aliénation mentale, dans les différens pays, est beaucoup moins en rapport avec l'influence du climat qu'avec la nature des institutions politiques et religieuses, le développement de l'industrie et des arts; en un mot, avec l'état de la civilisation des peuples. 12° On rencontre chez les fous les mêmes formes de tête que chez les gens sensés. 13° On remarque, chez quelques espèces d'animaux des classes supérieures, certains désordres cérébraux qui ont plus ou moins d'analogie avec l'aliénation mentale.

On observe que, depuis un quart de siècle, le nombre des aliénés s'est progressivement accru dans une porportion considérable. Ainsi, on comptait au 1er janvier 1801, dans les hospices de Paris, mille soixante-dix malades; au 31 décembre 1805, douze cent vingt-cinq; à la fin de 1810, quinze cent quatre-vingt-six; en décembre 1815, dix-huit cents; à la même époque en 1820, deux mille cent quarante-cinq; en 1822, deux mille quatre cent quatre-vingt-treize, dont deux mille cent soixante et onze *appartenant au département de la Seine seul ;* et si cet accroissement continue, il est probable qu'à la fin de 1825, Bicêtre et la Salpêtrière contiendront deux mille neuf cents malades. (Desportes, *Rap. cit.*) La même progression a lieu dans les classes riches. M. Esquirol croit cependant que cette augmentation du nombre des aliénés est plus apparente que réelle, et cherche à appuyer son opinion à cet égard, des raisons suivantes : autrefois on s'occupait peu des fous ; on les croyait incurables, et on ne les traitait pas. Les riches étaient enfermés chez eux ou dans des couvens, et les pauvres restaient libres, tant qu'ils ne troublaient pas l'ordre public : les vieillards en démence surtout étaient soignés par leurs familles. Depuis l'impulsion donnée par M. Pinel, on a réclamé les secours de la médecine pour les aliénés : des maisons de santé particulières se sont établies, les hospices se sont améliorés et agrandis. A Paris, le savoir et la réputation des médecins, la bonne tenue des asiles, le nombre des guérisons obtenues, ont puissamment contribué à surmonter la répugnance que l'on avait à placer les aliénés dans les maisons destinées à les recevoir. Les familles pauvres se sont débarrassées des vieillards en démence en les plaçant dans les hospices : de là un fonds d'incurables qui ne diminue que par les décès. Avant 1790, sur quatre cent onze aliénés admis, il n'y en avait que vingt-neuf qui fussent âgés de plus de cinquante ans ; sur deux mille quatre cent cinquante et un admis de 1816 à 1821, huit cent quatre-vingts, ou le tiers, avaient dépassé cet âge. Suivant ce célèbre médecin, les causes et le caractère de l'aliénation, plutôt que le nombre des aliénés, ont éprouvé d'importantes variations : la chevalerie a enfanté des manies érotiques ; la superstition et les discordes religieuses, la sorcellerie, des mélancolies religieuses, la démonomanie ; les commotions politiques, les idées de liberté, d'autres espèces de folie ; et tel qui, à une époque, est devenu aliéné par telle cause, et a offert telle idée prédominante, aurait eu à une autre époque la tête dérangée par une autre cause, et aurait présenté une autre forme de délire.

Ces observations sont justes ; mais l'opinion qui en est déduite nous paraît cependant exagérée. Le nombre des aliénés a dû s'accroître dans plusieurs pays, en raison du développement et de l'activité des facultés humaines, qui ont gagné, depuis un demi-siècle environ, les degrés moyens et inférieurs de la société, en raison des intérêts divers et puissans qui ont occupé les hommes de tous les rangs, des événemens et des découvertes de toute sorte, qui ont fixé l'attention publique, des chocs des passions véhémentes, qui ont ébranlé profondément certains états. Aussi la folie est-elle particulièrement commune dans les pays libres, chez les peuples agités par les factions et les partis, soumis à des commotions politiques violentes qui bouleversent tous les élémens de la société, à des révolutions qui compromettent tous les intérêts, chez ceux qui sont divisés par une foule de sectes religieuses dont l'esprit de prosélytisme et le fanatisme croissent en raison de leur nombre; dans les contrées ravagées par des guerres multipliées; chez les nations éclairées, industrieuses, commerçantes; en un mot, cette maladie naît et se multiplie avec les circonstances qui excitent vivement l'attention, activent l'esprit, et mettent en jeu toutes les passions de l'homme. Elle est par conséquent beaucoup plus rare dans les pays soumis à la fois au despotisme politique et à l'unité de croyance religieuse avec obéissance passive, chez les peuples ignorans et peu actifs, dans les états où les commotions politiques ne compromettent que les intérêts d'un petit nombre de personnes. M. Desgenettes n'a trouvé dans l'hôpital du Caire (ville de trois cent mille âmes) que quatorze aliénés. Il y en avait, en 1815, près de sept mille à Londres et dans les environs, et l'on n'en compte guère moins de quatre mille à Paris ou auprès. L'Angleterre, les Pays-Bas, la France, une partie de l'Allemagne, l'Italie, sont les pays où il y a le plus de fous. La Russie, la Chine, la Turquie, les pays sauvages, produisent peu d'aliénés; les grandes villes en fournissent beaucoup plus que les petites villes et les campagnes.

Les *causes excitantes* de l'aliénation mentale ont été divisées en *physiques* et *morales; mécaniques* et *vitales*, *dynamiques* ou *fonctionnelles; pathologiques* et *physiologiques* ou *hygiéniques; idiopathiques* et *sympathiques*. Nous nous contenterons de passer en revue les principales de ces causes, sans nous arrêter à ces divisions, toutes plus ou moins arbitraires et médiocrement utiles. En parcourant l'énumération ou les tableaux de ces causes, publiés par les auteurs, on voit, au reste, que les résultats obtenus sont plus ou moins différens, et quelquefois en apparence contradictoires. De cent treize aliénés sur lesquels M. Pinel a pu prendre des informations exactes relativement à la cause de leur maladie, trente-quatre avaient été réduits à cet état par des chagrins domestiques, vingt-quatre par des obstacles mis à un mariage fortement désiré, trente par des événemens de la révolution, vingt-cinq par un zèle fanatique ou des terreurs de l'autre vie; c'est-à-dire que ces cent treize individus avaient tous éprouvé de violentes affections morales. C'est sans doute ce qui fait dire à M. Pinel, que les passions humaines, devenues véhémentes ou aigries par des contrariétés vives, que les affections morales très-vives sont les causes les plus fréquentes de l'aliénation mentale, ou la source la plus ordinaire de cette maladie. Ailleurs M. Pinel porte à $\frac{60}{100}$ environ les causes morales dans la manie, à $\frac{88}{100}$ celles de la mélancolie, à $\frac{56}{120}$ celles de la démence : le reste se compose des causes dites physiques. Enfin, dans un autre tableau de sept cent quatre-vingt-trois aliénés, maniaques ou mélancoliques, les causes morales sont au nombre de quatre cent soixante-quatre, et les causes physiques au nombre de deux cent dix-neuf. Dans un relevé publié par feu Hébréard, médecin de Bicêtre, on trouve cinq cent quarante-quatre causes morales contre quatre cent soixante-cinq causes physiques. Enfin, d'après les relevés publiés par M. Esquirol, le nombre des causes physiques aurait été de sept cent trente, et celui des causes morales de quatre cent quatre-vingt-dix. Cette énorme différence et cette contradiction entre les premiers résultats de l'observation de M. Pinel, et ceux énoncés par M. Esquirol, s'expliquent par quelques circonstances qu'il est bon d'indiquer. D'une part, il est bien évident que M. Pinel n'a point compris, parmi ses cent treize malades, ni les aliénés épileptiques, ni les démences séniles qui sont le résultat des progrès de l'âge ou des affections apoplectiformes, puisqu'il s'agit d'individus atteints par de violentes passions, par l'infortune, le chagrin, l'amour contrarié, etc. Or, dans le relevé d'Hébréard, l'épilepsie est notée pour quarante-huit, les fièvres cérébrales et l'apoplexie pour cent cinquante-sept; et dans celui de M. Esquirol, les progrès de l'âge et l'apoplexie s'y trouvent pour cent trente-quatre. D'autre part, ce dernier médecin range, parmi les causes excitantes physiques, plusieurs circonstances qui nous paraissent être, au moins dans la grande majorité des cas, les unes des prédispositions qui ne déterminent la folie qu'autant qu'il s'y joint une cause plus puissante : telles sont l'hérédité, les suites de couches, le temps critique; les autres, souvent des effets de la maladie déjà depuis long-temps développée lorsqu'on l'observe, ou des accidens d'un premier trouble, ou des causes complexes, des désordres concomitans : tels sont les troubles menstruels et certains désordres du même genre, la syphilis, l'abus du mercure, les vers intestinaux. Or ces causes forment, dans le tableau, un total de cinq cent neuf, savoir : hérédité, deux cent cinquante-cinq ; désordres menstruels, soixante-quatorze ; temps critique, trente-huit ; suites de couches, soixante-treize ; syphilis, neuf ; vers intestinaux, vingt-huit ; mercure, trente-deux. Cinq cent neuf soustraits de sept cent trente, resteraient seulement alors deux cent vingt et une causes dites physiques, savoir : épilepsie, treize ; apoplexie et encéphalite, quatre-vingt-quinze ; coups sur la tête, dix-huit ; insolation, seize ; progrès de l'âge, soixante-quatre ; convulsions de la mère pendant la gestation, quinze. Encore devons-nous faire observer que les progrès de l'âge ne sont souvent qu'une cause prédisposante, et que les femmes qui ont eu des convulsions pendant leur grossesse ne donnent pas le jour à des enfans nécessairement sujets à l'aliénation mentale.

Il est vrai de dire aussi qu'il n'est pas toujours facile de découvrir les causes de la folie. Pour obtenir des renseignemens positifs sur l'origine et la filiation des phénomènes de la maladie, souvent il faut interroger, à différentes reprises, les parens, les amis, les connaissances du malade, le malade lui-même, et ne se tenir pour bien informé qu'après avoir épuisé toutes les questions, et aperçu de la vraisemblance dans les récits.

Réduits, ainsi que nous le sommes, à des données approximatives sur les causes de l'aliénation mentale, exposons du moins ce que nous ont fourni à ce sujet l'analyse des *faits particuliers* publiés par les auteurs, et les résultats de nos propres observations. 1° Quelquefois la prédisposition, lorsqu'elle est forte, suffit pour déterminer le développement de l'aliénation mentale, ou au moins elle produit ce résultat à l'aide, à l'occasion de la plus légère cause : telles sont l'influence héréditaire répandue dans presque tous les membres d'une famille et qui remonte à plusieurs générations, la succession de plusieurs accès chez le même individu, les progrès de l'âge chez les vieillards qui ont abusé de leurs facultés à une époque antérieure, les résultats d'une mauvaise éducation. 2° Les coups, les chutes sur la tête, les plaies du cerveau, causent souvent des inflammations graves de cet organe, mais très-rarement la folie.

3° Les sensations simples, le froid excessif, une chaleur brûlante, etc., sont à peu près dans le même cas sous ce dernier rapport, du moins dans les pays tempérés. Quelques cultivateurs deviennent pourtant aliénés durant la saison des chaleurs; mais ici peut-être faut-il tenir compte de l'insolation et de la fatigue causée par le travail. Un médecin allemand qui avait observé beaucoup d'aliénés parmi les militaires français, lors de la déroute de Moscou, en 1812, attribua à l'excès du froid la maladie de nos compatriotes, sans s'arrêter à l'état mental, à la frayeur, aux passions tristes que fait nécessairement naître une situation aussi pénible. Les excès des plaisirs vénériens et de l'onanisme affaiblissent l'esprit, et jettent quelquefois dans la démence, surtout si l'organisme n'a point acquis toutes ses forces, ou s'il commence à les perdre. 4° Les causes les plus puissantes et les plus fréquentes de l'aliénation mentale sont les perturbations morales, tels que les veilles, les excès d'étude, une imagination exaltée, pervertie par des lectures, des spectacles, des conversations, des sociétés; par le désir de l'union des sexes vivement désiré et non satisfait; l'amour-propre blessé, l'orgueil humilié, la colère, la frayeur, l'excès de zèle et les scrupules religieux, les inquiétudes et les terreurs des consciences timorées, excitées par des prédications effrayantes; l'amour contrarié, les revers de fortune, le passage subit de l'aisance à la misère, des grandeurs et du pouvoir à l'abaissement; la jalousie, les contrariétés et les chagrins domestiques, la honte, les remords, la pudeur outragée; l'ennui qui accompagne le désœuvrement, qui suit l'épuisement des jouissances de toute sorte, etc. : l'on pourrait presque dire que ce sont là les *causes naturelles* de l'aliénation mentale, la démence primitive exceptée, tant elles sont communes. M. Falret rapporte vingt observations de mélancolie-suicide, qu'il a recueillies, et en cite onze autres qu'il a analysées avec soin; dans toutes, une exceptée, la maladie a pour cause une affection morale. 5° Les désordres menstruels sont souvent l'effet de l'aliénation mentale; souvent aussi cette maladie est le résultat d'une vive affection morale survenue au moment de l'époque menstruelle, et qui a supprimé l'écoulement : c'est sous ce double point de vue que j'ai toujours aperçu les désordres de la menstruation. Mais, au reste, que cet accident soit un symptôme ou une cause, il n'est pas moins nécessaire, dans l'un et l'autre cas, de chercher à rétablir la fonction utérine troublée. Les suppressions des autres écoulemens, tels que les lochies, le lait, le flux hémorrhoïdal, un ulcère, etc.; des exanthèmes, tels que dartre, gale, etc., se présentent dans de semblables circonstances, et nous paraissent être plus souvent des effets que des causes; mais de même aussi, nous n'en conseillons pas moins de les prendre en considération dans le traitement de la maladie. La grossesse est rarement une cause excitante de la folie; M. Esquirol cite cependant l'exemple d'une dame qui, dans deux grossesses, devint aliénée le premier jour de la conception; l'accès ne dura chaque fois que quinze jours. Les suites de couches disposent singulièrement les femmes à l'aliénation; mais la maladie n'éclate ordinairement que par suite d'une seconde cause, d'une influence morale ou autre. Sur sept cent quarante femmes, soixante-douze perdirent la raison à la suite des couches. (Esquirol.) Aussi, faut-il ne négliger aucune précaution pour éloigner toute espèce de circonstance fâcheuse des femmes en couches qui ont déjà perdu la tête une ou plusiers fois, ou qui sont fortement disposées à cette maladie par une influence héréditaire. Hébréard porte à vingt-sept (sur près de mille) le nombre des individus qu'il dit être devenus aliénés par l'action d'émanations malfaisantes, métalliques ou méphitiques. M. Fodéré ne pense pas que l'abus des liqueurs alcoholiques produise aussi souvent l'aliénation mentale que le croient la plupart des médecins. Il fait observer qu'on en buvait autrefois au moins autant en Angleterre qu'à présent, et que cependant le nombre des aliénés s'est accru d'une manière prodigieuse depuis quelque temps; qu'on est infiniment moins ivrogne en France de nos jours qu'autrefois, quoique les fous s'y mutiplient continuellement; que cette cause est si peu puissante, que, sur deux cent soixante-quatre cas, M. Pinel en cite seulement vingt-six par abus du vin, et M. Esquirol trois sur cent quatre-vingt-dix-neuf. Nous croyons, comme M. Fodéré, qu'on a beaucoup exagéré l'influence des liqueurs fortes sur la production de l'aliénation mentale. On s'est probablement contenté trop souvent de noter l'habitude de l'ivresse chez des malades, et l'on a négligé de rechercher s'ils n'auraient pas été soumis à d'autres causes. L'ivrognerie, d'ailleurs, produit ordinairement un genre de folie particulier; tantôt elle conduit lentement à l'abrutissement, à la démence, à la stupidité; et tantôt elle occasione des accès de manie passagers, qui durent une ou plusieurs semaines tout au plus; très-rarement cette cause détermine un état de manie ou de mélancolie ordinaire. Il paraît que l'usage excessif de l'opium offre de semblables résultats. 6° L'épilepsie est une cause puissante d'aliénation mentale; presque toutes les attaques de cette maladie sont suivies d'un court accès de manie, de démence ou de fureur; presque tous les malades finissent, avec le temps, par tomber dans un état permanent de manie, et surtout de démence. Mais cette espèce d'aliénation a quelque chose de particulier, de plus grave; la raison est toujours très-compromise, les maniaques ont moins de connaissance, la démence approche davantage de l'imbécillité de naissance, et la fureur est plus aveugle. Les phlegmasies aiguës du cerveau, en s'améliorant sous le rapport de leur gravité, finissent quelquefois par un accès de manie bien franche, ou, si l'on veut, l'aliénation a débuté par un état phlegmasique grave du cerveau ou de ses enveloppes. D'autres fois ces mêmes phlegmasies laissent, après leur guérison, un affaiblissement partiel ou général de l'intelligence, un état de démence bien caractérisé. Ce même mode d'altération des facultés intellectuelles est fréquent, surtout chez les vieillards, à la suite des attaques d'apoplexie, dans les encéphalites chroniques. Je n'ai pas vu un seul exemple d'aliénation mentale guérie par l'expulsion de vers intestinaux. M. Esquirol nous a cité un fait de ce genre très-remarquable. Il s'agit d'un jeune homme qui, deux fois, fut presque subitement guéri d'un accès de manie par l'évacuation d'une énorme quantité de ces animaux. J'ai vu des aliénés atteints en même temps d'une affection vermineuse n'éprouver aucun soulagement mental de la guérison de celle-ci. On a aussi, je crois, exagéré l'influence de la syphilis et de l'abus du mercure; comment se fait-il, en effet, que l'hôpital des Vénériens fournisse si peu de fous à Bicêtre et à la Salpêtrière ? On voit bien des individus affectés de syphilis devenir aliénés, mais c'est lorsque ces individus se trouvent dans les circonstances que nous avons signalées comme propres à faire naître la folie. Cependant, dans des cas douteux, et après l'emploi des moyens ordinaires, il pourrait être utile d'essayer l'usage des antisyphilitiques.

L'action de ces diverses causes n'est point uniforme. Les individus prédisposés à l'aliénation mentale par une influence héréditaire, par les résultats d'une éducation vicieuse, par des accès antérieurs, etc., ont souvent présenté long-temps avant l'invasion de la maladie, ou même toute leur vie, quelque chose de particulier dans leur manière d'être, qui n'aurait point trompé un œil exercé. Ils se sont fait remarquer par des travers dans l'esprit, un manque d'aptitude à l'étude des sciences exactes, un goût désordonné pour les arts d'agrément et les productions de l'imagination, des idées originales, une conduite singulière, une activité passagère dans l'intelligence et des traits d'esprit qui contrastaient avec un état habituel de nullité et de monotonie, par une légèreté dans les pensées, une faiblesse dans les jugemens, un défaut de liaison dans les raisonnemens; les uns sont présomptueux, veulent tout entreprendre, et ne peuvent s'appliquer à rien; d'autres sont exagérés et mobiles à l'extrême dans leurs opinions et leurs sentimens; beaucoup sont susceptibles, irritables, colères et emportés; quelques-uns sont dominés par un orgueil et un amour-propre sans borne; il en est qui sont sujets à des inquiétudes vagues, à des terreurs paniques. Parmi les causes excitantes, les unes agissent avec assez de violence pour déterminer presque immédiatement l'invasion du délire : telles sont plus particulièrement une frayeur vive, un accès de colère violent, un chagrin profond et inattendu, des excès d'étude et des veilles insolites, un outrage à la pudeur, l'amour-propre blessé, l'orgueil humilié, les revers subits de fortune, le désespoir. Les autres sont moins puissantes et agissent plus lentement : telles sont surtout les contrariétés et les chagrins domestiques, causes très-fréquentes chez les femmes mariées; la superstition et les scrupules religieux, les inquiétudes de la misère dans les classes inférieures, les excès vénériens, l'épilepsie, plusieurs autres affections cérébrales, etc. Dans un cas, l'aliénation éclate quelquefois à l'instant même, plus souvent après plusieurs heures, une nuit, un ou plusieurs jours d'un état d'angoisse et d'agitation; dans l'autre, la raison s'altère insensiblement, et le délire ne devient apparent qu'après des mois et des années d'existence, ainsi que nous le verrons plus loin.

§ II. Nous avons à étudier chez les aliénés l'état des fonctions cérébrales, et celui des fonctions nutritives et génératrices.

Désordres des fonctions cérébrales. — Les divisions de l'aliénation mentale, en genres, espèces et variétés, admises par les auteurs, sont à peu près exclusivement fondées sur les apparences des désordres de l'intelligence; c'est pourquoi nous passerons de suite en revue les principales de ces divisions. La plus ancienne est celle qui distingue cette maladie en *manie*, ou délire général avec disposition à la fureur ; et *mélancolie*, ou délire exclusif avec propension à la tristesse. Cullen adopte cette distinction ; mais il a soin de faire la remarque, dans un endroit, que ces deux genres ne comprennent pas toutes les espèces de folie, et dans un autre, qu'il n'est pas toujours possible d'assigner exactement les limites qui séparent la folie générale, ou manie, et la folie partielle, ou mélancolie. Sauvages a composé la huitième classe de sa *Nosologie*, des affections qu'il a réunies sous le nom de *folie*, mais en donnant à cette expression un sens très-général, puisqu'il s'en sert pour désigner toutes les aberrations des facultés des sens et de l'intelligence ; l'aliénation mentale proprement dite est divisée par cet auteur en *démence*, *manie*, *mélancolie* et *démonomanie*. Dufour, qui écrivait à peu près à la même époque, admet seulement les trois premiers genres. Daquin décrit des *fous furieux*, des *tranquilles*, des *extravagans*, des *insensés*, des *imbéciles*, et des *fous en démence*. M. Pinel a appelé *manie* le délire général avec agitation, irascibilité, penchant à la fureur ; *mélancolie*, le délire exclusif, avec abattement, morosité, penchant au désespoir ; *démence*, une débilité particulière des opérations de l'entendement et des actes de la volonté ; *idiotisme*, une sorte de stupidité plus ou moins prononcée, un cercle très-borné d'idées et une nullité de caractère. M. Esquirol a fait subir quelques changemens à la classification précédente. Ce médecin a remplacé le mot de mélancolie par celui de *monomanie* (μόνος seul) ; ce dernier terme est préférable, 1° parce que tous les délires exclusifs sont loin d'exister toujours avec un penchant à la crainte ou à la tristesse, comme l'indique le sens communément attaché à l'expression de mélancolie ; 2° parce que cette affection n'est point produite par la cause qui, autrefois, lui a fait imposer son nom, la bile noire ou atrabile. M. Pinel avait confondu dans l'idiotisme, l'oblitération congénitale de l'intelligence avec l'abolition qui survient accidentellement ; M. Esquirol distingue les idiots qui n'ont jamais rien su, des individus tombés dans la démence complète : cette distinction est fondée. J. Frank décrit la folie sous le nom de *manie* ; il en admet dix espèces principales ; savoir, 1° la *manie hypocondriaque* ; 2° *mania chimæra* ; 3° la *manie gaie* ; 4° la *manie mélancolique*, ou *triste* ; 5° la *manie phantastique* ou *religieuse* ; 6° la *manie érotique* ; 7° la *manie avec fureur* ; 8° la *démence*, ou *fatuisme* ; 9° l'*idiotisme* ; 10° *mania chaos*. M. Spurzheim croit que l'on pourrait admettre quatre *formes* de folie pour distinguer les quatre *états* différens de l'*activité* du cerveau : l'*idiotisme*, la *démence*, l'*aliénation* des manifestations dérangées dans leur *qualité* et combinées avec l'incapacité de distinguer les dérangemens ; enfin, l'*irrésistibilité*, quand la volonté a perdu son influence sur les actions. Le docteur Gall, dans ses beaux travaux sur les fonctions du cerveau, a eu plus particulièrement en vue, en rapportant des observations d'aliénation mentale, de rattacher les délires partiels à chacune des facultés morales et intellectuelles que ce savant considère comme primitives ou fondamentales. Nous avons adopté la division admise par M. Esquirol, en ajoutant toutefois un cinquième genre, que nous avons formé de la *démence aiguë* décrite par ce médecin. Voilà seulement pour ce qui concerne les divisions principales ou génériques ; les espèces et les variétés sont sans nombre. Le praticien ne doit sans doute pas attacher plus d'importance qu'elles n'en méritent, à des classifications fondées uniquement sur la manifestation d'un seul ordre de symptômes, et qui n'embrassent même pas tous les faits ; cependant nous emploierons les termes de *monomanie*, *manie* et *démence*, pour exprimer les *délires partiels*, les *délires plus ou moins généraux*, l'*affaiblissement* et l'*abolition accidentelle de l'intelligence* (on se rappelle que nous ne traitons point ici de l'*idiotie de naissance*). Mais nous devons dire que, depuis le délire le plus limité jusqu'au délire le plus général, et depuis le premier degré de débilité intellectuelle jusqu'à la démence la plus complète, les désordres de la pensée forment une suite non interrompue de formes du délire ; que, conséquemment, il n'existe aucune limite rigoureuse entre la monomanie, la manie et la démence, si ce n'est dans les exemples qui caractérisent chacun de ces états, et que, dans beaucoup de cas, on aurait de la peine à classer dans l'un plutôt que dans l'autre des exemples intermédiaires, des exemples où le délire change de forme pour ainsi dire à chaque instant.

Nous distinguerons les caractères de l'aliénation mentale en *généraux* et en *spéciaux* : les uns peuvent se rencontrer chez tous les aliénés, et les autres sont particuliers aux genres, espèces et variétés.

Caractères généraux. 1° En général les *fonctions des organes des sens* s'exécutent assez régulièrement chez les aliénés, et les légers dérangemens qu'elles peuvent offrir paraissent provenir de l'état de trouble dans lequel se trouve le centre de perception, l'œil, l'ouïe, le nez, la bouche, la peau et les autres appareils de sensation n'offrant aucune apparence d'altération. Quelquefois les sens de l'ouïe et de la vue sont très-impressionables, les malades supportent difficilement la lumière vive et le bruit: ce phénomène s'observe surtout pendant l'invasion et au déclin de l'aliénation. J'ai vu une malade qui prétendait n'avoir jamais faim ni soif, manger sans appétit et sans goût, et qui digérait pourtant fort bien. Des aliénés restent exposés au froid sans paraître en souffrir; mais ces malades sont en petit nombre, presque tous les autres aliénés sont aussi sensibles que qui que ce soit aux excès de la température. Quelques aliénés aussi ne paraissent point ressentir les impressions de la douleur, ou au moins ne s'en occupent point comme ils l'auraient fait en bonne santé. 2° La *perception* des objets devient la source de plusieurs sortes d'erreurs chez un assez grand nombre de malades; chez d'autres cette faculté est intacte. Tantôt des objets frappent le malade plus particulièrement sous certains rapports, et produisent des idées, des jugemens, des raisonnemens faux ou ridicules; il aperçoit un individu qui a quelques traits de ressemblance avec un autre, par sa taille, son maintien, ses vêtemens, le son de sa voix, l'expression de sa figure, et, sur-le-champ, le premier est pris pour le dernier; c'est ainsi que, dans une maison de fous, les malades croient reconnaître dans leurs commensaux, dans les surveillans, etc., des parens, des amis, des connaissances, etc.; un homme qui a une figure féminine est pris pour une femme déguisée; des cris entendus sont ceux d'un époux, d'un enfant chéri; une saveur désagréable décèle l'existence du poison; des douleurs ou des accidens sont le résultat des manœuvres d'ennemis, de diables; et ainsi pour les autres perceptions. D'autrefois ce sont des perceptions sans objet, des sensations produites sans excitation extérieure, ce sont des *hallucinations*. Les malades entendent des bruits singuliers, des voix qui leur parlent, qui les suivent partout, les obsèdent presque continuellement, qui leur ordonnent de penser ou d'agir de telle manière ou suivant telle autre; d'autres aliénés voient auprès d'eux, dans l'air, des hommes, des fantômes, des *esprits*, qu'ils regardent, qu'ils écoutent, qu'ils injurient, par qui ils sont poursuivis, commandés, initiés à certaines choses, etc. Les autres sensations fournissent beaucoup moins souvent des hallucinations que la vue et l'ouïe. Cependant on voit quelquefois des malades accuser la perception d'odeurs fétides, de saveurs détestables, qui s'imaginent marcher sur un sol mouvant, etc. 3° Les désordres des *idées* et des *combinaisons intellectuelles* sont extrêmement variés; conceptions extravagantes, idées bizarres, rapprochemens d'idées singulières, opinions ridicules, jugemens faux par les principes dont ils émanent; propos décousus, succession rapide et plus ou moins incohérente d'idées, de jugemens, de raisonnemens; singulier mélange de conceptions raisonnables, d'opinions fondées, de raisonnemens suivis, de jugemens sensés, de talens conservés, avec les résultats de la plus complète déraison. Des aliénés refusent de manger, parce qu'ils croient qu'on glisse du poison dans leurs alimens, ou que leurs organes sont en mauvais état, ou par d'autres motifs; d'autres craignent de respirer, d'uriner, d'aller à la garde-robe, etc. Dans les délires les plus bornés, l'esprit conserve rarement toute sa liberté hors du délire : il est même digne de remarque que beaucoup de ces malades sont assez mauvais observateurs et conservent assez peu de pénétration pour ne pas s'apercevoir qu'ils vivent au milieu de fous. La plupart aussi sont d'une imprévoyance extrême.

4° Presque tous les aliénés conservent le *souvenir* des choses passées et vous en entretiennent si vous les mettez sur la voie; ils ont conscience de toutes les choses qui fixent leur attention. Beaucoup conservent la *mémoire* des choses présentes, et, après leur guérison, ils étonnent souvent par les remarques qu'ils ont faites dans les instans mêmes où ils étaient le plus furieux ou le plus près de la nullité intellectuelle; ils n'oublient ni les mauvais ni les bons procédés dont ils sont l'objet; après leur guérison ils comparent quelquefois le souvenir qu'ils ont de leur état de délire à celui que l'on conserve d'un rêve. 5° Les *sentimens d'affection* qu'avaient les aliénés pour leurs proches, leurs enfans, leurs amis, sont chez presque tous remplacés par un oubli profond ou par une indifférence complète, ou même par la haine : ces malades sont d'une défiance outrée et injuste avec les uns, et d'une confiance exagérée avec les autres. Chaque *penchant*, chaque *passion*, peut dominer l'entendement; la joie, la tristesse, la crainte et la frayeur, la colère et l'emportement, la ruse et la méchanceté, l'orgueil et la vanité, le penchant au suicide et à l'homicide, les désirs vénériens, etc., peuvent se manifester avec force, avec violence, avec persévérance. 6° Presque tous les aliénés ont une *volonté*, et leurs actions sont parfaitement motivées; les actes les plus bizarres, les plus extravagans, sont fondés sur quelque raison particulière. Après leur guérison, les aliénés donnent les explications de leur conduite dans toutes les circonstances. Certains aliénés ont assez de force pour cacher leur état pendant quelque temps, soit qu'ils aient conscience du désordre de leur état mental, soit qu'ils sachent seulement que leur manière de voir passe pour déraisonnable. 7° Presque tous les aliénés sont dans la plus ferme persuasion que tout ce qu'ils sentent et tout ce qu'ils pensent est vrai, juste, raisonnable; en un mot, ils se croient en parfaite santé; ils traitent même souvent de fous ceux qui ne sentent et ne pensent pas comme eux; rien ne peut ébranler leur conviction; ni les raisonnemens, ni les preuves les plus positives ne les font changer d'idée, d'opinion, etc. Lorsqu'ils sont enfermés ils crient à l'injustice et réclament impérieusement leur liberté, accusent tour à tour une personne ou une autre, le pouvoir des hommes ou des esprits, l'envie, la jalousie, la vengeance, d'avoir causé tous leurs maux, et de les poursuivre par des moyens cachés jusque dans leurs plus secrètes pensées, jusque dans les lieux les mieux fermés. Quelques malades sentent pourtant très-bien le désordre de leurs idées et de leurs affections, et sont profondément affligés de n'avoir point assez de force de volonté pour le réprimer. 8° Les mouvemens volontaires ne sont presque jamais convulsifs, si ce n'est dans les attaques d'hystérie ou d'épilepsie dont peuvent être atteints les aliénés; ils sont quelquefois plus énergiques, plus forts, surtout dans les instans d'excitation, de colère ou de fureur. Alors les malades se promènent, courent, grimpent, sautent, frappent, cassent et brisent, s'ils restent libres. La physionomie est souvent très-expressive, et indique assez bien la nature du désordre mental. La joie, le contentement, la crainte, la tristesse, le désespoir, la colère, l'agitation, la fureur, toutes ces passions ont leurs signes sur la physionomie chez les aliénés comme chez les individus raisonnables; ils sont seulement beaucoup plus prononcés chez les premiers, parce que les passions qui font le caractère du délire, agissant continuellement et avec force, doivent laisser des traces plus profondes. L'expression de la physionomie est quelquefois tellement changée par l'agitation et la fureur, ou par un état prononcé de crainte et de tristesse, qu'on a de la peine à reconnaître le malade lorsqu'il est guéri. La nullité de l'intelligence et des passions dans la démence complète donne à la physionomie l'expression de l'indifférence et de l'imbécillité. Les mouvemens de la respiration sont naturels; à force de crier et de chanter, des aliénés finissent par s'altérer la voix, laquelle devient enrouée, rauque, voilée, et quelquefois presque insonore. L'affaiblissement des fonctions musculaires et la paralysie générale sont des phénomènes qui s'observent souvent dans la démence ancienne.

9° La plupart des aliénés sont sujets, les uns souvent ou presque continuellemement, les autres rarement ou en quelque sorte accidentellement, à des espèces de paroxysmes caractérisés par de l'activité dans les idées, de l'agitation, des mouvemens de colère, d'indignation et d'emportement, par la *fureur* la plus violente, la plus irrésistible et la plus aveugle. Tantôt cet état d'excitation se réduit à une suite de discours, d'apostrophes, d'imprécations, etc., qu'il est absolument impossible d'interrompre; le malade parle et s'agite, sans qu'on puisse se faire entendre de lui; on dirait une machine montée qui ne peut s'arrêter qu'avec la cause qui la fait mouvoir. Quelquefois ce sont de simples mouvemens d'impatience, de colère sans sujet, avec cris, agitation; ceci se remarque plus souvent dans la démence. D'autres fois, enfin, la fureur s'accompagne d'exaltation et d'incohérence dans les idées, de vocifération, de violence, d'envie de briser, de casser, de battre ou de tuer, avec face animée, yeux brillans, turgescence des vaisseaux de la tête, chaleur à cette partie, sécheresse de la bouche. Le paroxysme passé, le malade est abattu, quelquefois pâle et tremblant. Ces divers états d'excitation sont souvent occasionés par des hallucinations, des idées erronées, des opinions fausses, des méprises, etc.

10° On observe communément du côté de la tête quelques autres symptômes. La *céphalalgie* précède souvent l'explosion du délire; elle cesse en général à cette époque, et reparaît, dans beaucoup de cas, avec la convalescence. Les femmes y sont plus sujettes que les hommes. L'*insomnie* complète, un sommeil rare, incomplet, agité, sont des phénomènes très-fréquens chez les aliénés, surtout pendant l'invasion et la période d'excitation, et souvent même long-temps après que la folie a passé à l'état chronique. On voit des malades rester des mois et des années sans jouir des douceurs du repos et du sommeil; et, chose remarquable! l'insomnie n'a point toujours chez eux les mêmes inconvéniens pour la santé que chez les individus dont la raison est intacte. Des aliénés, même dans la période d'excitation, dorment cependant assez bien : le sommeil est ordinairement profond et prolongé dans la démence. Lorsque l'excitation cérébrale est aiguë et intense, la *chaleur*, la *coloration* et la *circulation de la tête* sont en général plus fortes et plus actives vers cette partie; c'est surtout au début de la maladie et dans les paroxysmes de fureur, qu'on observe l'augmentation de chaleur à la tête, de coloration des yeux, de la face, du front, la turgescence des vaisseaux capillaires et les pulsations vibrantes des carotides et des temporales.

Caractères particuliers. — Tantôt le délire se compose particulièrement d'une idée exclusive, autour de laquelle viennent, pour ainsi dire, se grouper toutes les pensées désordonnées; ou bien, dans un délire plus général, apparaît une série d'idées dominantes sur un même objet, une passion fortement prononcée, qui fixent le plus souvent l'attention du malade et de ceux qui l'observent : c'est la *monomanie*. Tantôt le malade extravague également sur tout, sans avoir rien de fixe dans la tête, sans qu'il y ait de suite dans ses idées, dans ses pensées, dans ses déterminations, etc; il y a d'ailleurs une activité incroyable dans les opérations délirantes de l'esprit : c'est la *manie*. Tantôt enfin, à une indifférence ou une nullité morale variable se joint l'inactivité, l'affaiblissement ou l'abolition entière de l'intelligence : c'est la *démence*.

1° *Monomanie.* — Le délire est quelquefois tellement borné, et l'intelligence est tellement libre sous presque tous les rapports, que le malade peut paraître sain d'esprit tant qu'il ne dirige pas son attention vers l'objet sur lequel il déraisonne. Ce fait est surtout remarquable lorsque le malade, sachant que ses idées, qu'il croit vraies, passent pour ridicules et peuvent lui nuire dans l'esprit des personnes qui l'observent, conserve assez d'empire sur lui pour les dissimuler. Mais en général, dans les délires exclusifs, le trouble de l'intelligence est rarement limité, comme on pourrait le penser d'après quelques descriptions; la plupart de ces malades sont le plus souvent préoccupés, peu capables de se livrer à leurs occupations, de lire long-temps avec attention sans se fatiguer; ils oublient les objets qui leur étaient le plus chers, ou s'ils y pensent, c'est pour les accuser sans cesse d'injustice sur les prétextes les plus frivoles et sur des suppositions invraisemblables. Ils sont de temps en temps en proie à des paroxysmes d'agitation et d'un délire plus général. Dans l'espèce de monomanie caractérisée par une passion dominante ou une série d'idées fixes sur un même objet, mais avec désordre général sous tout autre rapport, le malade est presque tout aussi déraisonnable que dans la manie. La seule différence que présentent ces deux états, c'est que dans l'un le malade s'occupe plus ordinairement de sa marote, et dans l'autre l'aliéné extravague indifféremment sur toute chose. Les idées exclusives ou dominantes des monomaniaques sont le plus souvent, ainsi que l'a remarqué M. Esquirol, relatives aux passions et aux affections, et beaucoup moins aux perceptions, aux talens, et aux autres opérations intellectuelles. La série des idées exclusives ou la passion dominante paraissent liées, 1° au caractère particulier, aux dispositions prononcées de l'individu en santé : c'est ainsi que l'ambitieux qui devient fou, souvent se croit roi, pape, dieu même; que la superstition, un excès de zèle religieux, conduisent à la monomanie religieuse; que l'amour des richesses met en possession de châteaux, de millions, de milliards; que des travaux intellectuels dans un sens déterminé donnent naissance à un délire analogue, etc. L'aliénation paraît être, chez les uns, une sorte d'exagération morbide du caractère et des facultés de l'individu. 2° A la cause qui provoque la folie : la frayeur produit quelquefois un état continuel de crainte et d'effroi, avec un délire relatif aux circonstances de cette cause ; les victimes de la mauvaise foi et de la trahison voient partout des ennemis, des embuches, des précipices; les chagrins prolongés jettent souvent dans le délire avec penchant invincible à la tristesse et au désespoir, etc. On voit cependant des cas où les idées et les passions dominantes sont opposées à la manière d'être ordinaire de l'individu; où la prodigalité fait place à l'avarice, l'irréligion à un excès de dévotion, la candeur et la modestie à l'audace et à l'effronterie, la douceur et l'humanité à un esprit méchant et féroce, l'amour à la haine, etc. Enfin, souvent on ne peut nullement saisir le rapport du délire monomaniaque, soit avec le caractère et les habitudes du malade avant qu'il devînt fou, soit avec la cause qui l'a plongé dans cet état : mais on connaît rarement tous les penchans, et encore moins toutes les pensées de l'homme.

Les principales espèces ou variétés de la monomanie sont les suivantes : 1° *L'ambition* et *l'orgueil* font des *dieux*, des *rois*, des *empereurs*, des *papes*, des *prophètes*. Ces individus portent la tête haute, ont un air de fierté et de grandeur dans leur maintien, leur démarche, dans leurs rapports avec les autres malades ; ils sont peu communicatifs, parlent souvent de leur dignité et de leur puissance, prennent ordinairement le ton du commandement, jamais celui de la soumission, et sont toujours surpris ou indignés qu'on ose contester la légitimité de leurs prétentions, résister à leurs volontés, mépriser leurs ordres, et surtout les soumettre à la règle commune. 2° La *vanité* et *l'amour-propre*, plutôt que l'orgueil et l'ambition, font des *reines* et des *princesses*. Ces malades paraissent être en effet plus avides de parure, de distinctions, que de puissance. Elles se donnent cependant la plupart des airs que prennent les fous ambitieux et orgueilleux. 3° Plusieurs femmes se plaignent avec l'accent du désespoir, d'être privées de *l'attachement* qu'elles avaient auparavant pour leur mari, leurs enfans, leur famille, leurs amis ; elles sentent d'autant plus vivement toute l'horreur de cette insensibilité morale, qu'elles ont en très-grande partie conservé leur raison, et qu'elles ont une parfaite connaissance de leur état. 4° Des *désirs vénériens excessifs et violens* forment quelquefois le caractère principal de l'aliénation : des chants amoureux, des discours obscènes, des propos dégoûtans, des gestes provocateurs, l'excitation des organes génitaux, une physionomie expressive, signalent, par instans plus ou moins rapprochés, cette espèce de monomanie. 5° Un sentiment plus délicat, *l'amour*, caractérise une autre espèce d'aliénation partielle, *l'érotomanie*. Tantôt c'est un objet tendrement aimé dont la possession n'a pu être obtenue, et qui fixe encore toutes les pensées du malade après l'explosion du délire ; tantôt c'est un besoin d'aimer vivement senti et non encore fixé, qui occupe vaguement l'imagination de l'aliéné ; l'amour uni à la religion produit quelquefois chez l'aliéné l'amour de Dieu, du Christ, de la Vierge, des anges, d'un saint ou d'une sainte ; enfin, on dit que des individus ont perdu la tête après avoir conçu une passion pour des objets inanimés. Dans tous ces cas, l'objet affectionné occupe sans cesse l'aliéné, qui le voit, l'entend, le touche, lui parle, s'unit à lui, qui l'embellit de tous les charmes que peut enfanter une imagination en délire. L'érotomanie s'observe le plus souvent chez des femmes. 6° Les malades affectés de *monomanie religieuse* sont tourmentés par des scrupules sur leur conduite passée, poursuivis et effrayés par la crainte des peines de l'enfer; quelques-uns se croient au pouvoir du diable (*démonomanie*); il en est qui se livrent à des exercices de piété le jour et la nuit, à chaque instant et en tout lieu; d'autres ont des visions, des inspirations divines, prophétisent et commandent au nom de Dieu, qui leur a donné la mission de convertir les hommes. 7° La monomanie dans laquelle dominent les affections morales tristes et pénibles, telles que l'ennui, le chagrin, l'inquiétude, la crainte, la frayeur, porte plus particulièrement le nom de *mélancolie* (*lypemanie* de M. Esquirol). Une foule d'idées, vraies ou imaginaires, font naître ces passions : ainsi des malades se croient ruinés, abandonnés de leurs proches, trahis par leurs amis; d'autres s'imaginent être entourés d'agens de la police, d'ennemis, d'assassins, soumis à des influences diaboliques, électriques, magnétiques, chimiques, délétères; quelques-uns, qui ont conscience de leur état mental, se figurent qu'ils ne doivent jamais guérir, et se désespèrent, n'étant plus d'aucune utilité, de rester à charge à leurs familles. D'autres fois les circonstances morales qui ont produit la folie frappent encore l'esprit du malade : celui-ci se souvient qu'il a été effectivement ruiné, abandonné, trahi; cet autre, qu'il a succombé sous les coups de puissans ennemis, etc. On a nommé *panophobie* l'état habituel de crainte et de frayeur, et *misanthropie* l'aversion profonde qu'ont pour leurs semblables certains aliénés. Ces malades sont en général sombres, concentrés, solitaires, soupçonneux : leur maintien, leur démarche, l'expression de leur physionomie, conservent l'empreinte de la douleur, de la crainte ou de la frayeur. 8° Chez quelques malades, le délire est caractérisé par une avarice extrême ou un goût désordonné pour la dépense, par l'idée de la possession de richesses immenses, de millions, de mines d'or, de châteaux, etc. 9° Les *hallucinations* sont quelquefois dominantes chez des monomaniaques : ces malades s'occupent continuellement de voix qui les poursuivent et les tourmentent sans cesse, d'objets qu'ils voient, d'êtres malfaisans qui les font souffrir, etc. 10° Dans quelques cas, le délire roule particulièrement sur l'état des organes du malade. Les uns s'imaginent avoir dans une partie du corps, sous la peau, dans le gosier, le ventre, le thorax, des diables, des ennemis, des animaux, du poison, quelquefois parce qu'ils ressentent réellement dans ces parties de la douleur ou quelque phénomène insolite;

d'autres croient que leur sang est altéré, scorbutique; que leur corps est sans âme ou sans principe de vie; que la syphilis les ronge et les conduira au tombeau; que leur tête est changée ou tournée; qu'ils sont défigurés, transformés en un individu de sexe différent, en loup, en chien, en oiseau(*zoanthropie, lycanthropie*); qu'ils sont déformés et bossus; que leurs jambes ne sont plus capables de les supporter, etc. 11° L'exaltation maladive de *certains talens* a caractérisé plusieurs monomanies : des malades ont rêvé et tenté la découverte du mouvement perpétuel; d'autres ont continuellement fait des vers, ou des calculs, ou de la musique, ou des dissertations métaphysiques, etc.

2° *Manie.* — Délire général, ou au moins sans série d'idées dominantes, sans passion fortement prononcée et permanente. Nous en distinguerons trois variétés, qui peut-être ne sont que des degrés du même état. 1° On voit des aliénés dont l'esprit est continuellement tendu, exalté, précisément comme chez les personnes qui ont pris une dose un peu plus considérable que de coutume, de café, de vin de Champagne ou de toute autre liqueur enivrante : ces malades babillent beaucoup, s'expriment sur toutes choses souvent avec volubilité, mais en même temps avec beaucoup de justesse et de précision; cette suractivité même de l'intelligence les empêche de rester tranquilles et de continuer leurs occupations : ils sont d'ailleurs indiscrets, inconséquens, étourdis, indifférens; et comme on ne peut long-temps les laisser livrés à eux-mêmes et satisfaire toutes leurs fantaisies, à la moindre résistance ils se fâchent, le délire augmente, et on les place dans une maison de fous. C'est alors qu'ils se croient persécutés, et qu'ils prennent en haine ceux qui ont eu le pouvoir de les faire enfermer. 2° Des malades sont habituellement tranquilles, et présentent ce mélange de raison et de délire qu'on nomme *folie raisonnante :* leur esprit, livré à lui-même, peut tomber dans la déraison la plus complète, dans des divagations sans fin, dans des erreurs de fait et de raisonnement; et si, au contraire, leur attention est fixée par des objets qui les intéressent, par une conversation, une lecture, la composition d'une lettre, etc., ces malades retrouvent souvent et leur raison et leur capacité intellectuelle. 3° Enfin, le degré le plus intense de la manie est celui dans lequel les idées sont rapides, confuses, incohérentes, exprimées avec agitation, avec des cris, des chants, des menaces, des mouvemens désordonnés et tumultueux, dans lequel les objets extérieurs frappent à peine les sens, le sentiment de la conscience est plus obscur, la connaissance moins étendue, le souvenir à peu près inactif, la mémoire des choses présentes sans force, les passions et les affections passagères ou même comme assoupies. Il est souvent impossible de fixer l'attention de ces malades; et, lorsqu'on y parvient, rarement obtient-on des réponses justes aux questions qu'on leur adresse : quelquefois cependant ils font des raisonnemens et tiennent des discours très-suivis, toutefois avec des idées primitivement fausses. Ils sont quelquefois méchans, furieux, frappant, brisant et cassant tout; ils sont souvent de la plus dégoûtante malpropreté. Une fois guéris, ils se souviennent presque tous, au moins confusément, de tout ce qu'ils ont vu, entendu, pensé, voulu et fait.

3° *Démence.* — La démence est primitive ou secondaire : dans ce dernier cas, elle succède à la manie ou à la monomanie; elle est la terminaison naturelle de ces dernières lorsqu'elles ne guérissent point, et que les malades vivent assez long-temps pour que cette terminaison ait lieu. La démence est souvent primitive, lorsqu'elle est la suite des progrès de l'âge, avec ou sans affections dites organiques du cerveau, chez les épileptiques, les ivrognes, les masturbateurs; chez les individus qui viennent d'éprouver des phlegmasies ou autres maladies encéphaliques graves. La démence a pour principaux caractères l'affaiblissement ou la perte de la mémoire des impressions du moment, tandis que le souvenir des choses passées subsiste souvent avec énergie; un défaut de liaison et d'association entre les idées, les jugemens, les déterminations; une indifférence morale très-grande, ou même complète, sur le présent et sur l'avenir. Ces malades sont généralement tranquilles; ils s'occupent peu, parlent souvent seuls, prononcent des mots sans suite, rient ou pleurent sans sujet : à un degré très-avancé, ils sont dans une stupidité complète, n'ayant plus que quelques sensations isolées. Cependant, avant d'arriver à cet état de dégradation intellectuelle, ils ont des momens passagers d'excitation pendant lesquels ils se fâchent, s'emportent, déchirent et brisent, et peuvent lier des idées, des raisonnemens, et quelquefois écrire des lettres qui ne sont pas entièrement dépourvues de sens. Souvent même l'affaiblissement intellectuel est déjà extrême, que les malades reconnaissent les personnes qu'ils ont vues, jouent encore très-bien au billard, aux dames, aux échecs, et satisfont tous leurs besoins ; des femmes travaillent parfaitement aux ouvrages qui leur sont familiers; des talens, celui de la musique, du dessin, par exemple, subsistent à un degré très-élevé, au milieu de l'anéantissement des autres facultés. Les aliénés en démence dorment en général beaucoup; leur physionomie perd son expression, et leurs mouvemens finissent à la longue par s'affaiblir et se paralyser; ils sont, vers la fin, d'une très-grande malpropreté. La démence est quelquefois tellement légère qu'on a peine à la reconnaître : mais, dans ces cas, si l'on fait écrire les malades, on s'aperçoit souvent qu'ils oublient des mots, des lettres, que leur style n'est plus ce qu'il était auparavant, etc.

Quelques aliénés sont dans un état aigu et continuel de *stupeur ;* ils paraissent être sans besoins, sans idées, sans désirs ; leurs yeux sont ouverts sans regarder ; ils n'écoutent pas, et ne parlent point; leur peau paraît peu sensible; ils resteraient la nuit comme le jour en plein air, si on ne les conduisait à leur appartement, à table, auprès du feu, dans leur lit. Lorsqu'ils sont guéris, les uns disent qu'ils étaient presque privés de la faculté de sentir, de penser, de vouloir, qu'ils n'avaient plus qu'une existence *machinale ;* d'autres avaient les idées dans un tel état de confusion, qu'ils ne pouvaient s'arrêter à aucune ; quelques-uns accusent une défaillance d'esprit, etc. Quelquefois cet état de démence aiguë n'est qu'apparent : les malades vivent concentrés en eux-mêmes et sans proférer un seul mot, par différens motifs; l'un s'imagine que, s'il parle, il est mort, un autre a reçu l'ordre de se taire, etc.

Le *suicide* et l'*homicide* sont deux actes qui entrent souvent, surtout le premier, dans les idées délirantes des aliénés, et que ces malades cherchent à exécuter et exécutent quelquefois.

Le suicide est souvent, comme chacun sait, le funeste résultat du délire des passions ; il est alors du domaine de la morale, et nous n'en voulons point parler dans cet article : il ne s'agit ici que du suicide qui est un des symptômes de l'aliénation mentale. Des aliénés se tuent par erreur et sans avoir le dessein de se donner la mort ; d'autres, et ce sont les plus nombreux, cherchent à se détruire avec conscience et avec volonté. Les premiers sont des maniaques qui, prenant une fenêtre pour une porte, se précipitent dans la rue, ou qui, se croyant invulnérables, immortels, prétendent le prouver par des épreuves où ils trouvent des blessures graves et même la mort; ou bien ce sont des aliénés qui s'imaginent être dans la nécessité de se priver de nourriture. Le *désir* du suicide ou le suicide *volontaire* est extrêmement rare dans la manie, et surtout dans la démence; je n'en connais aucun exemple bien observé. M. Falret parle bien d'un individu en démence qui s'est étranglé; mais ce médecin ajoute que vraisemblablement la volonté n'était pour rien dans l'action de cet infortuné. Si quelques maniaques agités manifestent le désir de se tuer, ce n'est jamais avec constance, opiniâtreté, réflexion mûrie, examen approfondi des causes qui les décident; ils sont effrayés par des hallucinations, ils veulent échapper par la mort à des ennemis ou des diables qui les poursuivent, aller se joindre à Dieu qui les appelle : une fois l'hallucination passée, ils ne songent plus à se détruire. Le penchant au suicide réfléchi, le suicide voulu est donc, on peut dire, exclusif à la monomanie. Nous pensons, avec M. Esquirol, que le penchant au suicide n'est presque jamais primitif; qu'il n'est qu'un phénomène consécutif à un grand nombre de causes mentales diverses, et ne peut caractériser une espèce ou même une variété de l'aliénation; en un mot, que presque tous les aliénés suicides ne veulent pas se tuer pour le plaisir de mourir, mais bien pour se soustraire à des souffrances le plus souvent imaginaires. Le médecin que je viens de citer dit avoir vu plusieurs centaines de ces malades, sans en trouver aucun qui n'eût des motifs déterminés de chagrins réels ou supposés. Un malade ne déraisonnait pas, paraissait très-gai, et demandait souvent un pistolet pour se tuer, sans autre prétexte que celui de l'ennui de vivre; ce malade avoua, mais seulement au bout de deux ans, qu'il avait des hallucinations de la vue et de l'ouïe, et qu'il croyait être poursuivi par des agens de la police. J'ai observé avec attention beaucoup de monomaniaques suicides, et toujours j'ai vu ces malades en proie à des tourmens qu'ils voulaient faire cesser avec la vie. Dans le *spleen* même des Anglais, les malades n'invoquent la mort que parce que l'abus prématuré de jouissances de toute sorte les a jetés dans une apathie intellectuelle et une nullité de désirs qui leur rendent la vie insupportable; et on les voit le plus souvent ne commettre le meurtre d'eux-mêmes que lorsqu'ils ont épuisé toutes les ressources de la médecine et acquis la conviction qu'ils sont incurables : le suicide n'est donc pour eux que le dernier remède à des maux qui ne peuvent être guéris par aucun moyen. Parmi les motifs qui excitent les aliénés au suicide, voici les plus ordinaires : des malades veulent se tuer, parce que Dieu ou des voix le leur ordonnent; d'autres, parce qu'ils se croient déshonorés, odieux, accusés de crimes, ou poursuivis par des espions, des voleurs, des diables, par la crainte de l'enfer, ou trahis par ceux-là mêmes sur lesquels ils pouvaient le plus compter; quelques-uns, pour éviter de commettre une mauvaise action, un crime, qu'ils se croient condamnés à commettre, et qui doit les conduire à l'échafaud et flétrir leur famille; beaucoup, surtout parmi les femmes, parce qu'ils sont privés de leurs sentimens, de l'attachement qu'ils avaient pour leurs proches, de toute espèce d'activité intellectuelle, et que jamais ils ne pourront, disent-ils, recouvrer l'usage de leurs facultés; plusieurs, pour se soustraire à des douleurs intolérables qu'ils éprouvent dans la tête ou ailleurs, pendant les paroxysmes. Ces malades emploient pour se tuer les moyens ordinaires, et usent souvent d'une adresse incroyable, soit pour se les procurer, soit pour écarter la surveillance : ils feignent d'avoir renoncé à leurs funestes projets, cherchent à éloigner leurs gardiens sous quelque prétexte, indiquent adroitement des promenades vers des lieux favorables à leurs desseins; ils cachent leurs moyens d'exécution, et au moment où l'on s'y attend le moins, si l'on a eu trop de confiance en eux, ils font ou renouvellent des tentatives de suicide. Ceux qui n'ont pas le courage de se tuer préfèrent ordinairement se laisser mourir de faim; quelques-uns se mettent dans la tête de commettre un homicide, pour qu'on leur donne la mort, et quelquefois pour avoir le temps, avant de mourir, d'obtenir de Dieu le pardon de toutes leurs fautes. Ces malades détestent leurs surveillans, et sont surtout furieux contre ceux qui sont venus assez à temps les secourir dans une tentative prête à réussir.

Tout ce que nous venons de dire des causes qui déterminent le penchant au suicide chez les aliénés est rigoureusement applicable aux causes du penchant à l'homicide chez ces malades. C'est, en effet, presque toujours par suite d'idées erronées, et non par besoin ou pour le plaisir de tuer, que les aliénés sont entraînés à commettre des meurtres. Un imbécille prie un autre imbécille de lui couper la tête, celui-ci cède sans hésiter; des aliénés furieux tombent, dans leurs accès, sur tout ce qu'ils rencontrent, et s'ils tuent quelqu'un, c'est sans en avoir eu bien positivement l'intention, ou au moins sans en avoir formé le dessein long-temps d'avance; quelques-uns s'imaginent reconnaître, dans les personnes qui les entourent, des ennemis, des espions, des génies malfaisans, des geôliers dont ils croient avoir à se venger; Dieu, une voix, commandent à d'autres de tuer tel ou tel individu. M. Pinel cite le fait d'un aliéné qui, dans différens paroxysmes, tua deux de ses enfans et deux malades, pour les purifier par un *baptême de sang;* et qui fit plusieurs tentatives de ce genre, toujours par le même motif. Des aliénés ont égorgé leurs enfans dans l'idée de les soustraire à la méchanceté des hommes, dont eux-mêmes se croyaient victimes, à la corruption de la société, à la misère dont ils les voyaient menacés, ou dans le dessein de les envoyer droit en paradis, avant qu'ils n'aient eu le temps de perdre leur innocence; des motifs imaginaires de jalousie ont eu de semblables résultats. Des aliénés qui ont le désir de mourir, mais qui n'ont pas le courage de se tuer, ou qui craignent d'offenser Dieu en commettant un acte de suicide, ou, enfin, qui veulent avoir le temps de se préparer à la mort, commettent un homicide pour attirer sur eux toute la sévérité des lois. La plupart de ces malheureux sont aussi rusés que les suicides pour trouver les moyens d'arriver à leur but. M. Pinel cite cependant l'exemple très-remarquable d'un individu qui avait des accès de fureur avec penchant irrésistible et automatique à l'homicide, et qui ne présentait d'ailleurs aucun autre signe de déraison; il avertissait à l'approche de ses accès, pour qu'on le mît en sûreté, et se sentait pénétré de douleur et de remords, durant l'accès, de se voir poussé à commettre des atrocités contre les personnes dont il avait le plus à se louer. Ce combat entre la raison et une cruauté sanguinaire le réduisait au désespoir, et excitait en lui le désir de se défaire de sa pénible existence. M. Pinel rapporte plusieurs autres exemples d'aliénés qui étaient dominés par une sorte d'instinct de fureur, sans lésion de l'entendement, et comme si les facultés affectives seules avaient été lésées : il a cru devoir désigner cette espèce de folie sous le nom de *manie sans délire.* Ces exemples doivent être rares : soit que la lésion des idées précède l'exaltation du penchant, ou que la perversion morale excite le délire, dans ces cas les malades sont presque toujours guidés par des idées fausses dans leurs accès de fureur. On cite plusieurs faits qui paraîtraient prouver aussi que quelques autres penchans ont dominé irrésistiblement la volonté, et détruit ainsi la liberté morale, sans aliénation des facultés de l'esprit.

M. Gall rapporte plusieurs exemples curieux d'aliénation dans un seul côté du cerveau, perçue par le côté resté sain. Un tel état n'est assurément pas plus extraordinaire que les affections locales de cet organe, telles que cancers, hémorrhagies, suppurations, etc. Ne voit-on pas d'ailleurs des aliénés qui n'éprouvent des hallucinations que d'un seul côté?

Les descriptions que l'on a faites de la folie sont souvent exagérées. Aussi se fait-on ordinairement une étrange idée de l'existence des aliénés; on s'imagine les voir sans connaissance, continuellement agités, violens, furieux, ou dans un état de mélancolie sombre et taciturne, toujours inspirés par de mauvais desseins, frappant et brisant tout; on n'entre qu'avec une crainte mêlée de curiosité dans une maison de fous, craignant d'être assailli a chaque instant par des coups, des mauvais propos ou des injures; on se figure ces asiles remplis de bruit, de tumulte, de confusion, de scènes fâcheuses, gouvernés uniquement par la contrainte et les châtimens. Telles sont aussi les opinions qui ont si tristement influé sur le sort des aliénés pendant tant de siècles, qui ont fait d'asiles du malheur des maisons de réclusion et de correction, et de surveillans des geôliers durs et inhumains, qui ont forgé les chaînes dont on a flétri si long-temps les membres de ces infortunés, et qui font que, de nos jours encore, dans presque tous les pays et dans beaucoup d'établissemens, on s'occupe bien moins d'améliorer la situation des aliénés que celle des prisonniers. On est donc agréablement surpris, en parcourant les divers quartiers habités par ces malades, de rencontrer des individus qui ont, pour la plupart, conservé l'usage des sens et des mouvemens volontaires, et en grande partie, quelquefois *presque* en totalité, l'exercice régulier de l'intelligence; dont le sentiment de la conscience ou du *moi* conserve beaucoup de force et d'étendue, qui voient et regardent, entendent et écoutent, goûtent et savourent, sentent et flairent, etc.; qui, ayant faim et soif, boivent et mangent avec plaisir; qui font toute espèce de mouvement volontaire, qui ont des idées, des passions, des déterminations volontaires; qui sont accessibles à la joie, à la honte, à la colère, à la frayeur, à l'amour, etc., sensibles au froid et à la chaleur, aux bons comme aux mauvais procédés; qui observent souvent avec leurs commensaux tous les égards, toute la politesse, toutes les convenances de la société : la manie la plus intense présente des intervalles plus ou moins lucides; dans la mélancolie la plus profonde, le malade peut quelquefois oublier l'idée qui le poursuit; et la démence, même avancée, peut laisser chaque sens intact, quelques souvenirs, des idées, des sentimens. L'intelligence des fous paraît comme *faussée* ou pervertie sous *certains rapports;* mais elle n'est presque jamais *entièrement abolie,* souvent même elle a acquis une activité remarquable. La connaissance de ces dispositions mentales chez les aliénés est d'une haute importance dans la direction du traitement moral.

Des ordres des fonctions nutritives et génératrices.— On dit vulgairement, en parlant des aliénés, que ces malades ont *le moral affecté*, mais que leur *physique est en bon état;* qu'ils ont *la tête dérangée*, *le cerveau malade*, et *les fonctions du corps dans un état satisfaisant;* ce qui signifie, dans le langage du monde, que les aliénés, tout en déraisonnant, mangent et digèrent, respirent, et se servent de leurs membres, etc. Ces assertions, résultats d'observations superficielles, mais indépendantes de toute opinion préconçue, sont généralement justes; il est en effet très-vrai que dans la grande majorité des cas, les désordres des fonctions nutritives et génératrices sont *passagers et peu intenses*, ou *accidentels*, ou même *nuls,* ainsi que nous le verrons dans le paragraphe suivant.

§ III.—Tantôt, avons-nous dit, l'action des causes est forte et prompte; tantôt elle est plus modérée et plus lente. Dans le premier cas, la folie éclate au bout de quelques heures ou de plusieurs jours, à la suite d'un état d'anxiété, de malaise, avec céphalalgie, insomnie, agitation ou abattement, menace de congestion cérébrale : bientôt le malade babille, crie, chante, se plaint, s'agite, a l'air égaré; on le prend très-souvent alors pour un individu pris d'ivresse, et l'on n'est détrompé que par l'examen des circonstances antérieures, et la durée de la maladie. Dans l'autre cas, la pensée ne s'altère que graduellement et souvent avec lenteur : le malade sent ordinairement un trouble dans ses facultés intellectuelles, il est obsédé par des idées nouvelles et bizarres, par des penchans insolites; il se sent changer dans ses affections; mais en même temps il conserve la conscience de cet état, s'en afflige et s'efforce de le cacher; il continue ses occupations autant qu'il est en lui; enfin il fait comme les personnes qui, étant dans un premier degré d'ivresse, font tous leurs efforts pour paraître raisonnables. Cependant la santé continue de s'altérer, le malade dort moins ou perd le sommeil tout-à-fait, l'appétit diminue ou devient nul, quelquefois la digestion est difficile, et il survient de la constipation; l'embonpoint diminue, les traits s'affaissent, l'écoulement menstruel devient irrégulier, chaque mois il est plus faible, et souvent il est tout-à-fait suspendu. On remarque en même temps qu'il se manifeste quelque chose d'insolite et même d'extraordinaire dans les goûts du malade, dans ses habitudes, ses affections, son caractère, son aptitude pour le travail, etc.; il était gai, communicatif, il est triste, morose, et fuit la société; il était économe, rangé, il est devenu prodigue et fastueux; depuis long-temps il se privait des plaisirs de l'amour, il est pris de désirs insatiables, et recherche les approches de l'autre sexe, ou se livre avec fureur à une pratique honteuse; il était modéré dans ses opinions politiques ou religieuses, il est d'une exagération extrême dans un sens ou dans l'autre; il était confiant, il est défiant et jaloux; la femme voit avec indifférence son mari et ses enfans; le négociant néglige ses affaires; des pleurs et des rires se succèdent sans motif apparent; l'extérieur de la candeur et de la modestie ont fait place à un air d'assurance et de hardiesse qui étonne surtout chez les femmes. Mais tous ces phénomènes sont moins saillans chez les malades qu'ils pourraient le paraître ici, et à moins que l'individu n'ait déjà été aliéné, personne ne se doute de la nature du mal qui le tourmente; toutes les questions qui lui sont faites ne conduisent à aucun résultat, si ce n'est de le fatiguer et de lui faire de la peine, car l'ignorance où l'on est fait qu'on se livre à des insinuations offensantes, ou qu'on porte des accusations sans fondement. Souvent même l'appétit s'est conservé ou promptement rétabli, ainsi que la digestion, la nutrition, etc.; c'est alors surtout que la conduite du malade donne lieu à une foule d'interprétations de la part des parens et du public.

Cette période d'une sorte d'*incubation* de l'aliénation mentale, pendant laquelle l'état du malade est le plus souvent méconnu ou mal apprécié, peut durer fort long-temps. M. Pinel raconte qu'un homme qui croyait sa femme folle depuis six mois seulement, époque de l'invasion d'un délire furieux, convint, après des questions multipliées, que la maladie de sa femme durait depuis plus de *quinze ans*. Le même auteur dit ailleurs que dans plusieurs cas l'état maniaque ou mélancolique datait de quatre, de six, dix et même quinze ou vingt années. On remonte souvent ainsi, mais non toujours sans difficulté, à quelques mois et à plusieurs années; et l'on finit par découvrir que des circonstances prises pour des causes par les parens, ne sont fréquemment que des résultats de la maladie méconnue. En effet, souvent à cette époque de la maladie, une légère contrariété, un faible accès de colère, et autres causes insignifiantes pour un individu bien portant, provoquent sur-le-champ la perte complète de la raison, et en imposent sur la vraie cause et sur la durée antérieure de la maladie. Ce fait a été très-bien observé et indiqué par M. Esquirol.

L'explosion ou *l'invasion* apparente peut se présenter avec des circonstances diverses : 1° dans quelques cas assez rares de manie très-aiguë, le malade offre la plupart des signes de l'encéphalite même intense, avec ou sans irritation de quelque autre viscère : délire plus ou moins violent, sans connaissance; cris, agitation, prostration musculaire, air égaré; turgescence des vaisseaux de la tête; langue chargée, sèche, aride; soif très-grande; quelquefois signes locaux de phlegmasie gastro-intestinale. Après huit ou quinze jours de repos, de diète, et d'un traitement convenable, les phénomènes alarmans disparaissent, le malade recouvre l'usage de ses sens, de ses membres; sa langue se nettoie, l'appétit revient, etc; l'état cérébral qui cause la manie persiste seul. 2° Dans presque tous les cas où l'aliénation suit de près l'action de la cause, et où par conséquent l'organisme a éprouvé une secousse forte et subite, les malades éprouvent pendant plusieurs jours, une semaine ou deux, du dégoût pour les alimens; ils ont la langue sale, blanche ou jaunâtre, rarement rouge, un mauvais goût dans la bouche, l'haleine odorante, fétide; ils éprouvent quelquefois des envies de vomir et des vomissemens, des coliques; les règles, les lochies, les écoulemens hémorrhoïdaires, la sécrétion du lait, la suppuration des exutoires, diverses éruptions, se suppriment presque toujours à cette époque, s'ils ne l'ont été par l'effet de la cause. L'embonpoint diminue, le teint se fane, les traits s'altèrent, etc. 3°. Chez quelques mélancoliques, l'explosion du délire semble être précédée d'irritation ou de phthisie pulmonaire, laquelle cesse aussitôt après l'invasion du désordre de la tête, pour reparaître avec le retour à la raison : ces deux états alternent souvent un certain nombre de fois jusqu'à la guérison de l'individu ou jusqu'à sa mort. 4° Chez beaucoup de malades dont l'aliénation s'est développée lentement, le début du délire est à peine marqué par quelques uns des désordres précités : la démence primitive s'établit ainsi le plus souvent sans aucune espèce de réaction du côté des viscères thoraciques ou abdominaux.

Une fois la maladie ainsi déclarée, elle présente dans la succession de ses périodes et l'état des fonctions nutritives et génératrices plusieurs particularités remarquables. Les *désordres cérébraux* offrent ordinairement des exacerbations, des rémissions, et quelquefois des intervalles lucides qu'on peut considérer comme de véritables intermissions ; une espèce ou une variété de délire succède à une autre, et ces transformations se multiplient à l'infini : des malades sont tristes et apathiques un ou plusieurs jours, un ou plusieurs mois, et sont excités ou agités pendant un laps égal de temps ; quelquefois les intermissions sont de plusieurs mois, pendant lesquels le malade est capable de reprendre ses occupations accoutumées. L'état des fonctions cérébrales peut être modifié par diverses influences : les grandes chaleurs et les froids extrêmes agitent les aliénés ; les contrariétés et les chagrins produisent souvent des effets semblables, aggravent la maladie, et quelquefois la guérissent presque instantanément. L'époque menstruelle cause aussi de l'agitation, augmente le penchant au suicide, etc., quelquefois même sans que l'écoulement des règles ait lieu. Une influence très-puissante est celle des maladies accidentelles. Toutes les fois que ces dernières sont aiguës et assez intenses pour causer chez d'autres individus ce qu'on nomme *délire aigu*, ce phénomène remplace chez les aliénés le délire de la folie ; mais aussitôt la maladie accidentelle guérie, le délire aigu disparaît, et l'aliénation mentale revient telle qu'elle était auparavant. Lorsque la maladie accidentelle n'est point aussi grave, elle devient souvent la cause d'idées erronées, ainsi que nous l'avons dit précédemment. M. Esquirol a vu l'ablation d'un sein cancereux et l'inflammation consécutive amener la guérison de la folie : nous avons vu un cas semblable. On cite quelques exemples d'aliénés qui auraient recouvré la raison à la suite d'une commotion du cerveau. A mesure que les phlegmasies chroniques des organes thoraciques ou abdominaux, qui souvent conduisent le malade au tombeau, font des progrès, l'agitation diminue, la fureur cesse, et il n'est pas rare de voir le malade recouvrer la raison peu de temps avant de mourir. On a cru long-temps que la lune exerçait une influence marquée sur les aliénés : de là le nom de *lunatiques* qu'on donne encore quelquefois à ces malades, ainsi qu'aux personnes qui ont de temps à autre des irrégularités dans le caractère, ou des travers dans l'esprit. Daquin assure, dans sa *Philosophie de la Folie*, que, d'après ses observations, il est très-certain et très-prouvé que la lune exerce une influence constante et réelle sur la folie. Il ajoute que les *nouvelles lunes* et les *derniers quartiers* influent le plus fréquemment et le plus puissamment, tandis que les *premiers quartiers* et les *pleines lunes* ont une action beaucoup moins marquée. Il dit aussi que les fous furieux sont beaucoup plus soumis à l'influence des points lunaires que les fous imbéciles et les extravagans sans fureur. M. Dubuisson adopte cette opinion, et cite plusieurs faits pour l'appuyer. Cox, au contraire, atteste qu'après avoir bien examiné cette question et bien observé les alternatives de violence et de calme auxquelles les insensés sont sujets, il n'a jamais pu y apercevoir le moindre rapport avec les phases de la lune; en sorte qu'il regarde l'opinion opposée comme étant absolument sans fondement. M. Esquirol dit n'avoir pu vérifier si l'influence lunaire sur les aliénés est réelle, quoiqu'il avoue que ces malades sont plus agités au plein de la lune; mais ce médecin paraît croire que cette agitation est produite par la clarté qui pénètre souvent alors dans leurs habitations. D'autres praticiens n'ont pu constater l'influence lunaire; et, dans les hospices de Paris, cette influence n'est pas même soupçonnée. (Esquirol.)

Les *désordres des autres organes* sont variables, peu intenses ou nuls, hors les cas où une maladie accidentelle complique l'aliénation mentale. La plupart des aliénés, dans les premiers jours de la maladie, présentent les incommodités suivantes : ils ont de l'inappétence, un mauvais goût dans la bouche, l'haleine fétide, la langue blanchâtre, chargée; quelques-uns se plaignent de gastralgie, de chaleur incommode dans les entrailles; ils sont généralement constipés; les battemens du cœur sont souvent forts et fréquens; les mouvemens de la respiration ne sont presque jamais troublés, même dans les accès de la plus violente fureur : quelques malades se plaignent de ressentir, comme les hypocondriaques, de légers étouffemens et des serremens de gosier. La peau perd de sa fraîcheur; elle est sèche, quelquefois foncée, brunâtre et cuivreuse. L'écoulement menstruel est ordinairement supprimé à cette époque; mais, dans certains cas, il se soutient régulier : les autres fonctions utérines, la gestation et l'accouchement, ne sont nullement lésées. La nutrition perd de son énergie, les malades maigrissent, les traits sont affaissés, tirés. Mais lorsqu'il y a peu d'excitation au début de la folie, il arrive souvent que les fonctions nutritives et génératrices ne sont aucunement troublées. Quoi qu'il en soit, au bout de plusieurs jours ou de quelques semaines de diète et de l'usage de boissons rafraîchissantes, on voit ordinairement la langue se nettoyer, la soif diminuer, l'appétit revenir, la plupart des malades manger beaucoup et digérer très-bien; les uns reprennent un peu d'embonpoint; d'autres, au contraire, restent extrêmement maigres, quoiqu'ils prennent et digèrent beaucoup de nourriture. Souvent, au bout de quelques mois, l'écoulement des règles reparaît avec plus ou moins de régularité, sans que, pour cela, le désordre cérébral cesse ou s'amende. La température du corps paraît augmentée chez quelques-uns, et diminuée chez d'autres; les premiers sont toujours brûlans; ils se couvrent à peine, et s'exposent au froid, sans que la température de leur corps diminue; les autres sont toujours glacés, et ne se réchauffent que très-difficilement. Nous reviendrons sur les maladies accidentelles.

La *durée* de la folie est très-variable; elle diffère suivant que cette maladie se termine par guérison ou par un état chronique incurable.

Les accès de folie qui résultent d'un excès de boissons enivrantes se terminent le plus souvent après plusieurs jours, une ou deux semaines au plus. M. Pinel cite vingt-sept guérisons qui ont eu lieu au deuxième mois, vingt-quatre au troisième. M. Esquirol a fait un tableau des guérisons de la manie, dans lequel on voit que, sur deux cent soixante-neuf malades, vingt-sept ont guéri le premier mois, trente-deux le deuxième, dix-huit le troisième, trente le quatrième, vingt-quatre le cinquième, vingt le sixième, vingt le septième, dix-neuf le huitième, douze le neuvième, treize le dixième, vingt-trois après une année, dix-huit après deux ans. Dans un autre tableau publié par le même auteur, sur douze cent vingt-trois femmes guéries, six cent quatre ont recouvré la raison dans la première année, cinq cent deux dans la seconde, quatre-vingt-six dans la troisième, quarante et une dans les sept années suivantes. M. Esquirol cite aussi l'exemple d'une femme guérie au bout de dix ans, les cas de deux autres femmes folles depuis la jeunesse, qui ne se rétablirent qu'au temps critique, et celui d'une malade aliénée depuis la première menstruation, qui revint à la raison seulement à quarante deux ans. M. Pinel rapporte l'exemple d'une dame continuellement en délire et furieuse pendant vingt-sept années, qui guérit très-bien après ce long cours de la maladie. On voit cependant que c'est dans la première, puis dans la seconde année qu'on obtient les $\frac{11}{12}$ environ des guérisons. M. Pinel a fixé la durée moyenne de la folie qui se termine par guérison, à cinq mois pour la manie, et six mois pour la mélancolie. M. Esquirol la porte, d'après son dernier tableau, à un peu moins d'une année; mais, si l'on consulte le premier, l'on trouve que des deux cent soixante-neuf malades, cent trente et un ont guéri dans les cinq premiers mois, et cent trente-huit plus tard; ce qui se rapprocherait assez du calcul de M. Pinel. La durée moyenne du séjour des malades sortis guéris, en 1822, a été à Bicêtre, où sont les hommes, de cent trente jours; et à la Salpêtrière, où sont les femmes, de cent quarante-cinq jours : autrefois, à l'Hôtel-Dieu, le terme moyen de la durée du traitement des aliénés curables n'était que de cinquante et un jours. (Desportes.) Il serait bon de savoir si les guérisons obtenues dans ce dernier hôpital étaient bien solides, et si la plupart des malades renvoyés comme guéris n'éprouvaient pas fréquemment des rechutes.

Le retour à la santé, de même que la perte de la raison, s'opère quelquefois brusquement, et plus souvent avec lenteur et graduellement. Les guérisons subites ont été observées à la suite de commotions morales, d'une joie vive ou de contrariétés un peu fortes. M. Esquirol parle d'une jeune fille qui tout à coup s'écria qu'elle était guérie : ses menstrues avaient coulé spontanément, et sa raison s'était rétablie aussitôt. Quelquefois ce passage si prompt du délire à la raison n'est précédé d'aucune influence à laquelle on puisse le rapporter. Le plus souvent la guérison suit une marche progressive; il survient des rémissions, des intervalles lucides, comme des éclairs de raison, et des rechutes plus ou moins multipliées; bientôt le malade fait davantage attention aux objets extérieurs; il songe à ses parens, il parle de ses occupations; reportant sa pensée sur ce qui lui est arrivé, il convient qu'il a eu la tête affectée; il se sent mal à l'aise; sa tête est douloureuse, ses membres sont fatigués; il lui reste quelques idées déraisonnables, son esprit est faible; la physionomie reprend son ancienne expression, le sommeil revient, les règles se rétablissent, si elles ne l'étaient déjà; enfin, lorsque le malade a repris le goût et l'habitude de ses occupations ordinaires, est revenu à ses affections, a retrouvé son caractère, a cessé d'avoir d'injustes préventions, et a reconnu que ses idées, pendant son délire, n'étaient que des erreurs, il a recouvré l'usage entier de sa raison. La convalescence peut durer plusieurs semaines, un ou deux mois. Si le malade ne reconnaît pas qu'il a eu la tête perdue, s'il conserve d'injustes préventions contre sa famille, contre ceux qui lui ont prodigué des soins, s'il n'assure pas qu'il est content de lui-même, si son sommeil n'est pas tranquille et suffisamment prolongé, la guérison n'est ni complète ni certaine. Des aliénés ne recouvrent qu'en partie l'usage de leurs facultés intellectuelles, et ne peuvent être rendus au commerce de la société; d'autres, tout en jouissant d'une raison passable, conservent quelque chose d'insolite dans le caractère et l'intelligence qui les fait paraître singuliers dans le monde; enfin, beaucoup sont très-disposés à perdre de nouveau l'esprit, sans cause ou à l'aide de la plus légère influence. Les fous sont plus sujets aux rechutes que la plupart des autres malades, pour plusieurs raisons : 1° il est impossible de mettre à volonté le cerveau en repos, les facultés de cet organe agissant continuellement pendant la veille; 2° les causes de la folie subsistent souvent encore lorsque le malade revient à la connaissance, et exercent alors une influence très-active sur un cerveau qui n'est point encore rétabli; 3° on n'use point d'assez de ménagement envers les aliénés dans la société, on ne leur passe rien, on les traite souvent de fous. Les rechutes sont, suivant la remarque de M. Esquirol, moins fréquentes chez les riches que chez les pauvres; c'est que les premiers, une fois guéris, peuvent mieux se livrer à des distractions, éviter l'influence des causes, et trouvent plus de soins et d'égards au sein de leurs familles. Sur neuf cent trente-quatre guérisons qui ont été obtenues à Bedlam, de 1772 à 1787, il y a eu cinq cent vingt-trois rechutes, c'est-à-dire plus de la moitié; cette proportion me paraît tellement considérable, que je suis tenté de l'attribuer à une erreur de chiffres. M. Pinel a compté soixante et onze rechutes sur quatre cent quarante-quatre guérisons ; ce qui fait un peu moins de $\frac{1}{6}$. Mais ce médecin ajoute que, de ces soixante et onze malades, vingt avaient éprouvé déjà un ou plusieurs accès, seize étaient sortis prématurément, dix avaient été traités et guéris de nouveau sans retour, quatorze s'étaient trouvés en proie à des chagrins profonds, six s'étaient livrés à des excès de boisson, huit avaient été tourmentés par des scrupules religieux extrêmes, et les six autres par la jalousie ou un amour contrarié. M. Esquirol publie un relevé de deux mille huit cent quatre guérisons, qui n'ont fourni que deux cent quatre-vingt-douze rechutes, ou environ un peu plus de $\frac{1}{10}$. Enfin, M. Desportes fait connaître qu'en 1821 il y a eu à Bicêtre, sur trois cent onze admis, cinquante-deux rechutes, environ $\frac{17}{100}$ ou $\frac{1}{6}$; et à la Salpêtrière, sur quatre cent cinquante-quatre réceptions, soixante-six rechutes, environ $\frac{15}{100}$ ou $\frac{1}{7}$. Mais dans le nombre des rechutes indiquées par ce dernier relevé, sont probablement compris les malades sortis sans être tout-à-fait guéris, certains ivrognes ou ivrognesses qui viennent habituellement passer plusieurs semaines à Bicêtre ou à la Salpêtrière après avoir été trouvés ivres dans les rues, quelques cas de folie intermittente, quelques autres de folie simulée, et enfin des individus atteints d'une nouvelle maladie après plusieurs années d'une guérison parfaite : ceci explique la différence des résultats énoncés par M. Desportes et par M. Esquirol.

La doctrine des crises a été appliquée à la folie comme aux autres maladies. Dans quelques cas, on remarque que la guérison de cette maladie semble avoir lieu en même temps qu'il survient une éruption de furoncles ou de boutons à la peau, une diarrhée, une suppuration ou une inflammation extérieure, une salivation abondante, aussitôt que les règles se rétablissent, etc. Sans nous arrêter à examiner quel rapport il peut y avoir entre ces phénomènes et ce qu'on nomme communément un mouvement critique, nous devons dire que, dans presque tous les cas de guérison de la folie, le passage du délire à la raison a lieu insensiblement et sans changement brusque et considérable dans l'organisme : nous pensons donc avec M. Ramon, médecin attache à la maison d'aliénés de Charenton « que les mouvemens critiques n'ont point lieu dans la folie, ou, du moins, qu'ils ne s'y manifestent point d'une manière sensible ; ce qui, en résultat, est la même chose. » (*Bibl. med.*, t. LXXV, pag. 62.)

L'influence exercée sur la durée de la vie par l'affection cérébrale qui constitue la folie, n'est pas toujours facile à déterminer, le régime que suivent les malades et les lieux qu'ils habitent pouvant causer des maladies accidentelles qui abrégent elles-mêmes la durée de l'existence. Les médecins et les administrateurs de divers établissemens d'aliénés ont publié des tables de mortalité qu'il ne faut consulter qu'avec quelque précaution, pour n'être pas induit en erreur par rapport au nombre des décès considéré proportionnellement à la totalité des malades. Ainsi, dans les maisons où l'on ne reçoit que des aliénés curables, d'où on les renvoie, au bout d'un certain temps, comme incurables ou non guéris, la mortalité doit être nécessairement beaucoup moins considérable que dans celles où l'on admet toute sorte d'aliénés, et où on les conserve jusqu'à la fin de leurs jours. (Esquirol.) Ainsi, dans les hospices insalubres, les malades doivent vivre moins long-temps que dans ceux où toutes les règles de l'hygiène sont rigoureusement observées, que dans les maisons particulières destinées aux gens riches. On conçoit également que les épidémies, les contagions, la disette (Pinel), la température froide et humide, doivent influer sur la santé et sur la mortalité des aliénés. A la Salpêtrière, M. Esquirol observe que la mortalité des aliénées est plus forte dans les deux premières années du séjour des malades. Sur neuf cent-quatre-vingt-dix mortes, trois cent quatre-vingt-deux étaient entrées dans l'année, deux cent vingt-sept dans l'année précédente, et les cent quatre-vingt et une autres étaient dans la maison depuis trois ans et au delà. Sur cent aliénées de ce même hospice, vingt-cinq sont mortes la première année, vingt la seconde, dix-huit la troisième, quatorze la quatrième, quatorze de la cinquième à la dixième, sept de la dixième à la quinzième, deux après la vingtième. Les aliénés peuvent vivre très-long-temps. Suivant M. Desportes, parmi les aliénés de Bicêtre qui se trouvaient dans la division au 1er janvier 1822, un y était depuis cinquante-six ans, trois depuis plus de quarante ans, vingt et un depuis plus de trente ans, cinquante depuis plus de vingt ans, cent cinquante-sept depuis plus de dix ans, cent quatre-vingt-six depuis plus de cinq ans, cent soixante-six depuis deux à cinq ans, et cent quatre-vingt depuis un an. A la Salpêtrière, l'époque de l'entrée des malades datait, chez sept, de soixante à soixante-sept ans; chez onze, de cinquante à soixante; dix-sept, de quarante à cinquante; quarante-trois, de trente à quarante; cent cinquante-trois, de vingt à trente; trois cent cinquante-huit, de dix à vingt; quatre cent quarante-cinq, de cinq à dix; quatre cent soixante trois, de deux à cinq; deux cent vingt-neuf, de quelques jours à une année. M. Desportes conclut que le terme moyen de la durée du séjour des malades est de sept ans quatre mois vingt et un jours à Bicêtre, et de neuf ans cinq mois et onze jours à la Salpêtrière. Il paraît, d'après ce calcul, que les femmes aliénées vivent plus long-temps que les hommes. Dans les asiles où l'on ne garde que des aliénés en traitement, il meurt à peine un malade sur dix, quinze, vingt ou même vingt-cinq; dans ceux, au contraire, où les incurables sont reçus pour y terminer leurs jours, la mortalité est beaucoup plus considérable, presque tous ceux qui ne guérissent point finissant tôt ou tard par y succomber. C'est ainsi que, sur douze mille cinq cent quatre-vingt-douze malades admis tant à Bicêtre qu'à la Salpêtrière et à l'Hôtel-Dieu, de 1801 à 1821, quatre mille neuf cent soixante-huit sont morts dans ces hospices (*Rapp. cit.*); tandis que, sur sept mille quatre cent quinze aliénés admis dans divers établissemens d'Angleterre, d'où les malades sont, en général, renvoyés au bout d'un certain temps, comme incurables ou non guéris, il n'est mort que six cent soixante-seize individus. M. Esquirol porte la mortalité parmi les maniaques à un sur vingt-cinq par an, parmi les monomaniaques, à un sur seize, et parmi les aliénés en démence, à un sur trois. Cette dernière proportion me paraît trop forte, surtout considérée d'une manière générale.

On a pu être étonné du grand nombre d'aliénés qui meurent dans les hospices de Paris, la première année de leur admission; mais l'examen superficiel auquel sont soumis ces malades pour y être reçus, fait qu'on y envoie beaucoup de délirans affectés de phlegmasies graves des organes encéphaliques, thoraciques ou abdominaux, qui cessent de vivre peu de temps après leur entrée. Il ne faut pas cependant croire que l'affection cérébrale chez les aliénés soit absolument sans danger et sans influence sur la mortalité de ces malades. Dans quelques cas de manie très-aiguë, dont on ne parvient point à arrêter le cours, les malades, agités jour et nuit, maigrissent progressivement, tombent dans le marasme, et périssent dans l'espace de plusieurs mois; quelques-uns meurent en quelques heures de congestions cérébrales, avec ou sans convulsions. Je ne parle pas des aliénés qui se laissent mourir de faim ou qui se tuent par suite d'idées fausses ou de craintes chimériques; ce ne sont là que des effets accidentels de la folie. Lorsque la manie et la monomanie sont passées à un état chronique incurable, si le malade ne succombe point trop tôt à une affection accidentelle, l'excitation et l'agitation cessent peu à peu, les facultés intellectuelles s'affaiblissent, et les aliénés tombent ainsi dans la démence : cet état est, en effet, le dernier terme de toutes les aliénations mentales. (Esquirol.) La démence s'établit plus ou moins promptement ; tantôt brusquement, plus souvent par une progression lente et graduelle. Des aliénés sont en démence dès le début de la maladie, d'autres après plusieurs mois, après quelques années ; il en est qui restent maniaques ou monomanes un grand nombre d'années avant de passer à la démence. L'affaiblissement des facultés mentales finit par être accompagné, chez la plupart des aliénés, d'un état de paralysie musculaire plus ou moins général. Les premiers muscles qui manifestent cet accident sont ceux de la langue : les malades ont la parole embarrassée, d'abord si légèrement qu'il faut être très-exercé pour y faire attention ; ils parlent déjà avec beaucoup de difficulté, qu'ils se servent encore avec assez de liberté de tous les autres muscles. Cependant tous leurs mouvemens s'affaiblissent ; ils marchent avec peine et en chancelant, ils se tiennent courbés en avant ; enfin, avec le temps, leurs jambes ne peuvent plus les porter, les bras se meuvent avec peine, la langue n'articule plus de mots, et les malades restent continuellement assis ou couchés. Mais, en général, les mouvemens des yeux, des paupières, des muscles qui exécutent la mastication, la déglutition et la respiration, conservent leur action. Les sphincters de la vessie et du rectum finissent par ne plus retenir l'urine dans la vessie, ni les matières fécales dans le rectum. Souvent un côté du corps est plus paralysé et plus faible que l'autre ; mais on n'observe presque point d'hémiplégies isolées. On voit de ces paralytiques boire, manger, dormir, acquérir de l'embonpoint et de la fraîcheur, ne conservant plus de la vie de relation que quelques sensations rares et isolées. Tôt ou tard cependant le travail morbide du cerveau fait des progrès : le malade éprouve quelquefois des congestions apoplectiformes à plusieurs reprises et à des intervalles variables, et finit enfin par succomber ; ou bien l'affection chronique de l'encéphale conduit lentement et progressivement au marasme et à la mort. La folie se termine donc *naturellement* d'une manière funeste, 1° par l'effet d'une irritation très-aiguë du cerveau, avec ou sans phénomènes de congestion brusque vers cet organe; 2° par l'effet d'une irritation chronique, avec ou sans phénomènes apoplectiformes.

Mais tous les aliénés ne meurent pas des suites de l'affection du cerveau; les autres organes peuvent aussi être atteints de maladies mortelles, qui empêchent même la folie d'arriver à sa terminaison naturelle. Les phlegmasies aiguës des organes thoraciques ou abdominaux sont, en général, assez rares; en revanche, les phlegmasies chroniques des plèvres, des poumons et de la muqueuse gastro-intestinale sont très-fréquentes, surtout dans les hospices, où les malades, souvent mal vêtus et à peine chauffés, sont soumis presque continuellement à l'influence pernicieuse du froid humide pendant l'hiver; le scorbut, qui ne s'observe presque jamais chez les gens riches, est de même très-commun dans les quartiers bas, humides et mal aérés des asiles d'aliénés consacrés aux pauvres. On observe aussi quelques diarrhées abondantes et de longue durée, qui paraissent provenir d'un excès d'exhalation intestinale, plutôt que d'une entérite, puisqu'à l'ouverture du corps on trouve la muqueuse pâle, sans ulcération, sans altération manifeste. Le phénomène contraire, la constipation, accident très-fréquent chez les aliénés paralytiques, résulte presque toujours de l'atonie du gros intestin; à l'autopsie on trouve cet organe distendu et rempli de matières fécales réduites en boules d'une consistance remarquable, avec ou sans traces de phlegmasie. Si l'on n'a pas soin d'en débarrasser le rectum, elles le distendent de manière à remplir toute l'excavation du bassin. Outre les influences générales communes aux aliénés aussi bien qu'aux personnes qui vivent avec eux, beaucoup de ces malades ressentent les funestes effets de la masturbation, à laquelle ils se livrent avec fureur, ceux non moins funestes du chagrin que leur cause la perte de leur liberté, l'isolement dans lequel ils vivent, certaines idées fausses qui les affligent, etc. : quelques-uns parviennent à se laisser mourir d'inanition.

Le diagnostic des maladies accidentelles, chez les aliénés, présente souvent de grandes difficultés. D'une part, certains de ces malades se plaignent continuellement de maux qu'ils n'ont point, trompés comme ils le sont par des sensations fausses; de l'autre, des aliénés sont atteints des affections les plus graves, et n'en disent pas un mot, soit parce que ces affections sont latentes et ne les font pas souffrir, soit parce que le trouble de l'intelligence ne permet pas aux sensations d'arriver jusqu'au centre de perception. Sous ce dernier rapport, la médecine des aliénés est beaucoup plus obscure que celle des enfans en bas âge, puisque ces derniers ressentent leurs souffrances, et les expriment par leurs vagissemens. Lorsqu'on voit un aliéné qui était agité, furieux, devenir morose, taciturne, perdre en même temps l'appétit, chercher le repos, avoir un air abattu et souffrant, il faut l'examiner de près, car il est menacé d'une maladie aiguë. Le développement des accidens apprend bientôt le siége et la nature du mal, et par conséquent quelle espèce de moyens on doit lui opposer. Mais les affections chroniques sont tellement lentes dans leur marche, et cachées dans leurs symptômes, qu'elles arrivent souvent à un degré très-avancé sans qu'on se doute de leur existence, à moins qu'on n'ait exploré les organes alors même qu'on ne soupçonnait pas qu'ils pussent être malades. On trouve des poumons farcis de tubercules, creusés de cavernes, d'abcès, atrophies, etc., sur des cadavres d'individus qui n'avaient ni toussé ni craché, ni éprouvé de douleur ou de dyspnée pendant la vie ; ils s'étaient peu à peu affaiblis, alités ; et, après un état de marasme toujours croissant, ils avaient succombé. La désorganisation des poumons n'avait été reconnue qu'à l'aide de la percussion et de l'auscultation. Il ne faut donc pas attendre que les aliénés se plaignent, pour songer à veiller à la conservation de leur existence.

§ IV. Peu de maladies ont excité davantage que l'aliénation mentale la curiosité et le zèle des médecins et des philosophes, pour en découvrir les causes dans le cerveau. En cherchant les causes de la folie, on prétendait trouver celles de la raison. Cependant les recherches multipliées dans tous les temps n'ont appris que bien peu de chose de satisfaisant sur les apparences morbides du cerveau des aliénés. Les résultats publiés par Willis, Morgagni, Greding, Meckel, Haslam, M. Esquirol, etc., sont souvent contradictoires, et sont toujours insuffisans pour établir les rapports du délire avec les altérations organiques : c'est à tel point, que la croyance générale des médecins à cet égard est qu'on ne trouve presque jamais rien dans les organes encéphaliques chez les fous. Cette opinion n'est pourtant pas fondée ; mais, comme la plupart des auteurs disent, après avoir fait l'exposé des traces d'altération qu'ils ont observées dans la tête, que ces lésions ne peuvent expliquer la folie, on confond la conséquence du raisonnement avec le résultat de l'observation, et l'on répète que l'on ne trouve rien dans les cerveaux d'aliénés. Consultons les faits. Quoique Morgagni n'ait disséqué que fort peu de cerveaux d'aliénés (sept ou huit; *voyez* sa 8e *lettre*), cet excellent observateur note cependant plusieurs altérations morbides de cet organe. Il dit avoir trouvé presque toujours la substance des hémisphères cérébraux assez ferme, et celle du cervelet beaucoup plus molle; il n'attache pas cependant une grande importance à cette augmentation de consistance de la substance cérébrale, attendu que ce même caractère s'est rencontré sur des individus qui n'avaient point été aliénés, et que des aliénés ne l'ont pas présenté. Dans un cas, Morgagni a trouvé la substance blanche des hémisphères cérébraux ferme et brunâtre, et ses vaisseaux sanguins, ainsi que les plexus choroïdes, très-engorgés; dans un autre, il note la dureté des hémisphères, le ramollissement de la voûte à trois piliers, l'engorgement des vaisseaux du cerveau, et l'adhérence de la pie-mère à la surface de cet organe, à celle du cervelet et de la moelle allongée; dans un troisième, il signale l'injection des méninges et des plexus, la fermeté du cerveau, la mollesse du cervelet. Il fait quelquefois mention de collections séreuses existant dans les réseaux de la pie-mère ou dans les ventricules, il parle de lésions de la prétendue glande pinéale, etc. Parmi les altérations encéphaliques indiquées par Greding, on distingue particulièrement les suivantes : crâne épais, partiellement ou généralement, cent soixante-sept fois sur deux cent seize sujets maniaques, soixante-dix-huit sur cent cadavres de furieux, vingt-deux sur trente têtes d'imbéciles, sans compter les cas où les os étaient denses sans être épais; plexus choroïdes contenant des vésicules hydatiformes, quatre-vingt-seize fois sur des furieux, et vingt-quatre sur des mélancoliques; cerveau exhalant une odeur fétide, quoique *sain*, quatre fois sur vingt-neuf cas de fureur; cerveau ramolli (*pultaceum*), cinquante et une fois sur cent cas, surtout de manie compliquée d'épilepsie; couches optiques atrophiées, sur deux individus en démence. Cet auteur parle encore de diverses autres dispositions morbides de l'encéphale ou de ses membranes, telles que : dure-mère très-adhérente au crâne, pie-mère épaissie et bleuâtre, ventricules dilatés ou rétrécis, desséchés ou remplis de sérosité, corps quadrijumeaux affaissés et mons, concrétions osseuses ou pierreuses dans le cervelet, etc. Haslam assure que l'aliénation mentale, sous quelque forme qu'elle se présente, est *toujours* accompagnée d'altérations dans les organes encéphaliques, et pense que c'est dans ces altérations qu'il faut chercher la cause primitive du trouble de l'intelligence. Haslam a publié, avec détails, trente observations de folie avec l'ouverture du corps ; il signale les lésions suivantes : péricrâne peu adhérent au crâne, neuf fois ; disposition contraire, quatorze fois ; os du crâne plus épais qu'à l'ordinaires trois fois, moins épais trois fois, diploïques une fois, très-injectés de sang une fois ; dure-mère très-adhérente aux os, deux fois, peu adhérente deux fois ; substance cérébrale ferme, neuf fois, molle quatre fois, naturelle dix-sept fois ; collection séreuse entre les méninges, seize fois, dans les ventricules latéraux dix-huit fois. Cet auteur dit avoir vu souvent les tégumens de la tête très-relâchés à la suite des accès de fureur.

M. Esquirol trace ainsi les dispositions des organes encéphaliques observées sur un grand nombre de cadavres : crânes minces diploïques, sept, éburnés cinq, injectés trois ; crânes épais diploïques, douze, éburnés dix, injectés vingt-neuf ; crânes irréguliers relativement aux divers diamètres et à la cavité des deux moitiés de la boîte osseuse, vingt-neuf ; méninges épaissies, onze, injectées dix-neuf ; artères basilaires ossifiées, cinq ; cerveau dense, quinze ; cerveau mou, vingt-neuf ; cervelet dense, douze ; cervelet mou, dix-sept ; substance grise abondante, cinq ; substance grise décolorée, quinze ; substance blanche injectée, dix-neuf ; adhérences de la membrane qui revêt les ventricules, cinquante-quatre ; collections séreuses fréquentes entre la pie-mère et l'arachnoïde, ainsi que dans les ventricules ; plexus choroïdes offrant presque toujours des kystes séreux. Diverses autres altérations, telles que des tumeurs, des kystes, des ramollissemens partiels, des ossifications de l'arachnoïde, etc., sont encore indiquées. Nous ajouterons que M. Esquirol ayant fait une collection nombreuse de crânes et de bustes d'aliénés, pourra publier un jour des renseignemens précieux sur les rapports de la forme de la tête avec les différens désordres de la pensée, et éclairer ainsi plusieurs points de la doctrine physiologique des fonctions du cerveau, enseignée par le docteur Gall. Nous avons cité dans notre travail sur l'encéphalite deux cas de folie aiguë observés par

M. Esquirol, qui présentèrent à l'autopsie cadavérique les traces d'une phlegmasie intense du cerveau. Le docteur Gall prétend que, dans la folie chronique, le cerveau s'amaigrit, les circonvolutions deviennent plus étroites, tout l'encéphale se rapetisse; que la lame interne des os du crâne suit l'affaissement du cerveau, et que ces os deviennent plus épais et en même temps plus denses, plus compactes, semblables à la matière de l'ivoire; M. Gall prétend surtout que les os du crâne sont denses, pesans, éburnés, épais, dans la mélancolie suicide chronique. M. Spurzheim assure que dans les folies avec une très-grande activité des facultés, chez les enfans précoces qui perdent les manifestations des facultés intellectuelles après les fièvres dites cérébrales, dans les démences qui ont succédé à la manie ou à la mélancolie, chez les aliénés qui sont morts d'apoplexie, il a *toujours* remarqué des altérations organiques dans la substance cérébrale, dans les vaisseaux encéphaliques, dans les méninges ou dans le crâne.

Nous avons exposé ainsi les particularités que nous avons remarquées dans les têtes d'aliénés: quelques crânes comme contournés, une moitié étant plus en avant, et l'autre plus en arrière; quelques autres développés inégalement, plus bombés d'un côté, ordinairement à droite; plusieurs ayant le diamètre latéral de même étendue que l'antéro-postérieur, et la voûte très-élevée; les cavités de la base offrant des inégalités, celles d'un côté étant plus grandes que celles de l'autre; un vingtième environ de crânes épais, partiellement ou généralement, quelquefois seulement au coronal: certains avaient près de cinq lignes d'épaisseur; plus souvent les os ont été trouvés très-durs, très-blancs, sans diploé, ressemblant quelquefois à de l'ivoire; on en voit, au contraire, qui sont presque entièrement diploïques et d'une extrême légèreté. Dure-mère rarement altérée, quelquefois très-adhérente au crâne, dans plusieurs cas paraissant épaissie, dans trois autres offrant des ossifications dans son grand repli; arachnoïde laissant voir çà et là, dans certains cas, des plaques rouges ou grisâtres et inégales, des couches couenneuses. J'ajouterai que le plus souvent cette membrane est lisse et transparente, que quelquefois elle est épaissie, opaque et résistante, sans être dépolie à sa surface libre. Pie-mère injectée, ses vaisseaux rouges et durs; la même membrane épaissie, infiltrée de sérosité, ce qui forme une couche d'une ligne ou plus d'apparence gélatineuse; mais cette couche n'est formée que d'eau limpide qui s'écoule lorsqu'on pratique une incision. Volume du cerveau quelquefois moindre que ne paraît le comporter la cavité du crâne; quelques cerveaux sont très-fermes, se coupent avec difficulté; la substance blanche est comme glutineuse, élastique, et se laisse distendre avant de se rompre; plus souvent le cerveau est mou, et quelquefois alors la substance grise est blafarde, jaunâtre, et l'autre substance est d'un blanc sale; en sorte qu'elles semblent se confondre par la couleur, et un peu par la consistance : les circonvolutions sont quelquefois plus petites, écartées par de la sérosité et par la pie-mère épaissie; cavités intérieures du cerveau paraissant, sur des sujets, très-grandes, et très-petites sur d'autres, souvent remplies d'une sérosité ordinairement claire et limpide; plexus choroïdes en général vides de sang, décolorés, souvent remplis de vésicules hydatiformes; ramollissemens partiels du cerveau; érosions, ulcérations de la surface des ventricules; tumeurs carcinomateuses; cervelet ordinairement plus mou que le cerveau, quelquefois ramolli partiellement, et réduit en putrilage. Mésocéphale, moelle allongée et moelle épinière très-rarement altérés. Nous avons eu l'occasion d'observer, avec M. Mitivié, plusieurs cas de folie aiguë terminée par la mort au bout de plusieurs mois, dans lesquels nous vîmes une injection sanguine considérable, avec augmentation de consistance manifeste du tissu cérébral, et plusieurs autres de folie chronique avec paralysie générale et accès épileptiformes ou apoplectiformes, dans lesquels la surface des circonvolutions était ramollie et adhérente à la pie-mère. MM. Delaye, Foville et Pinel-Granchamp, internes de la Salpêtrière, disent avoir observé des altérations manifestes de la *substance grise extérieure* du cerveau, dans tous les cas où il y avait eu désordre intellectuel continué jusqu'à la mort. Ainsi, chez la plupart des aliénés, ils ont rencontré tantôt des marbrures d'un rouge plus ou moins vif dans la substance grise superficielle, tantôt une augmentation de consistance, ou bien une mollesse remarquable de la même partie, souvent des adhérences partielles de la méningine à la surface du cerveau, particulièrement en avant; d'autres fois de semblables adhérences si intimes dans toute l'étendue de la substance corticale, qu'en enlevant la membrane, on enlevait une épaisseur remarquable de la substance grise extérieure. La coloration rouge intense de la substance corticale correspondait aux symptômes aigus d'aliénation : dans la démence, au contraire, il n'existe le plus souvent que des marbrures légères disséminées; et, dans leurs intervalles, la substance grise est très-pâle, plus molle ou plus dense que dans l'état naturel; souvent aussi elle semble diminuée d'épaisseur; dans quelques cas, on ne voit plus distinctement les limites des deux substances du cerveau. (Ces faits sont consignés dans l'ouvrage de M. Rostan sur le ramollissement du cerveau, 2e édition.) M. Bayle a rapporté six exemples de démence avec paralysie générale, dans lesquels la pie-mère était adhérente à la surface ramollie du cerveau, dont elle enlevait des portions lorsqu'on l'en détachait.

En résumé, les altérations céphaliques les plus remarquables, observées jusqu'ici chez les aliénés, sont les suivantes : 1° os du crâne quelquefois épais, quelquefois sans diploé, denses et éburnés, quelquefois spongieux et légers; inégalités dans la forme de la cavité crânienne ; 2° injection, épaississement, infiltration séreuse de la pie-mère, écartement et amincissement des circonvolutions cérébrales; 3° surface du cerveau ramollie et adhérente à la pie-mère, de manière que celle-ci en entraîne des parcelles lorsqu'on l'enlève; injection de la substance cérébrale, couleur rouge de la grise, marbrures violacées de la blanche, augmentation de consistance de l'une et de l'autre; décoloration et mollesse générale du cerveau, substance grise jaunâtre, substance blanche d'un blanc sale ; collection séreuse dans les ventricules, particulièrement dans les latéraux; ramollissemens partiels. Les autres altérations sont beaucoup moins communes; la protubérance annulaire et les quatre gros troncs nerveux qui en partent, la moelle allongée et la moelle épinière, sont très-rarement lésés d'une manière appréciable.

Les autres organes sont fréquemment le siége d'altérations diverses, relatives aux maladies dont ils étaient affectés avant la mort. Les plèvres et les poumons, ainsi que la muqueuse gastro-intestinale, sont souvent affectés de phlegmasies chroniques; les plèvres offrent des adhérences, des éruptions, des fausses membranes, contiennent des liquides séro-purulens ou sanieux ; les poumons présentent des tubercules, des masses indurées, des abcès, des cavernes, des atrophies, des transformations graisseuses; la muqueuse gastro-intestinale est injectée, épaissie, ulcérée, dans une portion plus ou moins considérable, soit seulement dans l'estomac, ou dans l'intestin grêle, ou dans le gros intestin. Le cœur est rarement affecté. Les replis du péritoine sont souvent relâchés d'une manière très-remarquable, et le paquet intestinal se précipite au bas de la cavité abdominale. Je crois que cette disposition est la cause de l'obliquité du colon, notée par M. Esquirol comme très-fréquente chez les mélancoliques. Le foie varie beaucoup sous le rapport de la couleur, du volume et de la consistance, dans une foule de cas où l'on ne peut pas dire s'il est, ou non, malade. On trouve rarement dans cet organe des tubercules, des abcès; la désorganisation graisseuse est peut-être plus fréquente; une fois on a trouvé un énorme kyste rempli d'hydatides. Il n'est pas rare de rencontrer des calculs dans la vésicule biliaire. L'utérus et ses annexes ne sont pas souvent le siége de lésions remarquables; les ovaires donnent quelquefois naissance à des kystes séreux, et l'utérus à des tumeurs fibreuses et osseuses plus ou moins considérables. Les reins sont à peu près toujours sains.

§ V. 1° Les sensations proprement dites sont, en général, naturelles chez les aliénés; et lorsque quelques-unes sont lésées, c'est ordinairement partiellement, et on dirait dans leurs rapports avec les facultés supérieures de l'entendement : la plupart des aliénés, les idiots eux-mêmes, voient, entendent, goûtent, ont froid, ont faim, etc., à peu près comme les personnes saines d'esprit. Lorsqu'il existe des sensations fausses, ce qui paraît prouver que l'erreur ne prend pas sa source dans les organes des sens, c'est que ces organes sont sains, et exercent d'ailleurs très-bien leur fonction propre. On ne peut donc pas rapporter toutes les actions de relation à une faculté unique, la *sensibilité*, comme l'ont prétendu certains auteurs. Il y a donc, d'après le fait précité, au moins deux facultés de relation : celle qui préside aux sensations simples, et celle qui préside aux opérations intellectuelles et morales. 2° Bien plus, le trouble de ces dernières opérations n'est presque toujours que *partiel*. Dans les cas mêmes où le délire est le plus général, le *sentiment de la conscience* existe; il perçoit souvent le désordre des autres sentimens, des autres facultés; le malade sent alors qu'il a l'esprit aliéné : après la guérison, la plupart des impressions qui ont été réfléchies, en quelque sorte, par la conscience, sont rappelées par le souvenir. Dans ces mêmes cas, le désordre de l'intelligence est, en général, plus marqué dans un sens, et le malade est encore raisonnable sous beaucoup de rapports. Les sensations simples sont souvent appréciées; le malade reconnaît ses alimens, son lit, les allées du jardin, les pièces d'un jeu, etc. Mais ce sont surtout les monomanes qui nous présentent des désordres partiels bien tranchés dans l'entendement : ici, vous voyez des malades qui déraisonnent sur une idée, sur une ou plusieurs séries d'idées, et qui, sous tous les autres rapports, conservent une mémoire excellente et le jugement le plus sain, qui montrent, à côté d'une faculté pervertie ou éteinte, un talent éminent et parfaitement conservé. D'un autre côté, vous rencontrez des aliénés dans un état de démence très-avancé, dont l'intelligence, affaiblie sous presque tous les rapports, ne manifeste plus que des combinaisons sans suite, et qui cependant, outre les sensations simples et le sentiment de la conscience, conservent la mémoire des choses passées, au point de les rappeler avec précision, et d'en faire le sujet de conversations suivies. Il n'est pas rare non plus d'observer des aliénés en démence presque complète, qui font de la musique, qui jouent très-bien des jeux difficiles, etc. Ces faits, et beaucoup d'autres, prouvent incontestablement que la pensée se compose de plusieurs facultés primitives et distinctes. 3° M. Pinel a voulu appliquer la division des facultés intellectuelles et affectives, admise par la plupart des métaphysiciens, en citant des exemples de lésions isolées ou prédominantes de la perception, de la mémoire et du principe de l'association des idées, du jugement, de l'imagination, des passions et du caractère moral. M. Esquirol pense que dans la manie il y a désordre primitif des *facultés intellectuelles*, entraînant le délire des passions et des déterminations, tandis que dans la monomanie il y a délire des *facultés affectives*, entraînant le trouble et le désordre de l'intelligence. Ce médecin cherche ailleurs à ramener toutes les altérations de l'entendement à une lésion de l'attention. M. Gall a très-bien montré, en analysant les faits cités par M. Pinel, que les conclusions tirées de ces faits ne sont pas exactes. La perception, le jugement, l'imagination, le caractère, les passions, etc., aussi bien que l'attention, peuvent être lésés ensemble ou séparément sous différens rapports, et ne présenter aucun trouble sous plusieurs autres ; ce qui prouve, suivant M. Gall, que l'attention, le jugement, l'imagination, etc., au lieu d'être des facultés primitives, ne sont que des attributs généraux ou des modes d'action de ces dernières. Quoique l'opinion émise par M. Esquirol, relativement au caractère de la manie et à celui de la monomanie, soit généralement vraie, elle ne l'est cependant pas d'une manière absolue. On voit, en effet, des délires exclusifs bornés aux facultés intellectuelles, et des délires généraux commencer par le désordre des passions. En faisant l'histoire des vingt-sept facultés qu'il admet comme primitives, M. Gall cite des exemples de l'état d'aliénation de chacune d'entre elles. On observe des monomanies principalement caractérisées par des *désirs vénériens excessifs*, par *l'absence du sentiment de l'attachement*, par *la vanité ou l'orgueil*, par un *penchant à la querelle*, *à la rixe*, à *déchirer ou à détruire*, par *l'opiniâtreté*, par *le fanatisme religieux*, etc. Les *mémoires*, les *talens* et les *diverses autres facultés* admises par M. Gall ne sont pas moins susceptibles de présenter des désordres exclusifs ou prédominans. M. Spurzheim pense que la fureur habituelle dépend d'une activité maladive de ce qu'il appelle les penchans à détruire et à combattre, et la tristesse mélancolique de ce qu'il désigne sous le nom de sentiment de la circonspection : cette opinion est aussi, je crois, celle de M. Gall. 4° La pluralité et la spécification des facultés conduisent nécessairement à la spécification et au siége des parties cérébrales qui sont affectées à leur manifestation. Quelques faits nous ont paru se trouver d'accord avec l'opinion de M. Gall sur le siége de plusieurs organes cérébraux. 5° Un caractère très-remarquable de la folie, c'est l'existence du délire sans trouble dans les mouvemens volontaires chez le plus grand nombre des malades : l'agitation et le besoin de se mouvoir, l'augmentation de l'énergie musculaire, ne constituent pas des troubles bien marqués, et ne s'observent d'ailleurs que chez le plus petit nombre. Lorsque la paralysie générale survient, ce n'est ordinairement que vers la fin de la maladie, plusieurs années après son développement. C'est ce qui nous avait fait dire que, dans cette maladie, « le cerveau, d'abord affecté presque exclusivement comme *agent intellectuel*, finit par être attaqué comme *agent nerveux*; d'où les paralysies, etc.» (*Traité de la Folie*, page 213.) et ailleurs, que « tant que la maladie se borne aux *fonctions intellectuelles* ou *à la portion de cet organe chargée de ces fonctions*, elle n'existe que dans la tête. » (*Id.*, page 437.) Ce fait n'a pas moins frappé MM. Delaye et Foville, qui, guidés par ce principe de physiologie, que des fonctions différentes doivent avoir des instrumens distincts, ont cherché à déterminer le siége du principe des *mouvemens volontaires* dans l'encéphale, et celui des *fonctions intellectuelles* : ces médecins se croient fondés à placer le dernier dans la substance grise superficielle; ils considèrent donc la folie comme une affection de celle-ci.

On a émis une foule d'opinions sur la cause immédiate ou prochaine de l'aliénation mentale; on a eu recours, selon les temps, pour expliquer la production de cette maladie, à une influence surnaturelle, à la puissance de Dieu, du diable, des génies, des esprits, des astres; à l'action de la bile, de l'atrabile ou de la pituite sur le cerveau; à l'effervescence des esprits animaux ou à leur mouvement irrégulier, à la présence dans l'organe de la pensée de matières subtiles, de vapeurs sorties de l'abdomen, etc. Cullen attribue le délire en général à l'inégalité d'excitement du cerveau, la manie à l'augmentation d'excitement, la mélancolie à l'inégalité d'excitement, avec augmentation de consistance dans la portion affectée. Suivant M. Pinel, l'aliénation mentale a, en général, un caractère purement nerveux; elle n'est le produit d'aucun vice organique de la substance du cerveau; tout, au contraire, annonce chez les aliénés une forte excitation nerveuse, un nouveau développement d'énergie vitale. Cox dit que les lésions trouvées dans le cerveau des fous paraissent dépendre d'un afflux extraordinaire du sang dans cet organe. M. Fodéré a imaginé de faire dépendre la folie de l'altération d'un principe de vie résidant principalement dans le sang. M. Esquirol pense que la lésion des forces vitales du cerveau est la cause de beaucoup de folies; cet auteur manifeste la même opinion que M. Pinel sur l'influence des lésions organiques du cerveau dans la production de cette maladie. MM. Gall et Spurzheim considèrent la folie comme étant très-souvent le résultat d'une inflammation, d'abord aiguë, puis chronique de l'encéphale; M. Gall dit en outre que la démence sénile tient souvent à l'atrophie du cerveau, dont les circonvolutions s'amincissent et s'écartent : ce médecin assure ailleurs que ce sont les fonctions vitales du cerveau qui souffrent le plus dans la manie. D'après M. Broussais, la folie provient d'un état d'irritation de cet organe. J. Frank croit que cette maladie ne forme point un genre tout-à-fait distinct des autres affections du cerveau; qu'elle est souvent, en effet, le résultat de l'encéphalite, de l'apoplexie; qu'elle se montre avec l'épilepsie, la paralysie, etc.; qu'elle éprouve des transformations diverses; enfin, que, comme ces affections, la folie peut se présenter avec les *diathèses inflammatoire*, *gastrique*, *arthritique*, *rachitique et scrofuleuse*, *carcinomateuse*, *nerveuse*. MM. Delaye et Foville rattachent l'aliénation mentale à la phlegmasie de la substance grise superficielle de l'encéphale. On admet aussi un état particulier du cerveau produit par des causes sympathiques, un état qu'on ne fait qu'indiquer vaguement, et qui serait encore moins apparent qu'une lésion vitale. Tous les auteurs sans exception, que nous sachions, ont considéré l'affection de l'organe de la pensée, chez les fous, comme étant le plus souvent le résultat d'une action sympathique, ordinairement de quelque viscère du bas-ventre. Ainsi, dans les hypothèses des anciens, nous voyons jouer le rôle principal à l'influence de la bile ou de l'atrabile, de vapeurs sombres se portant de l'abdomen au cerveau. Parmi les modernes, Dufour s'est particulièrement attaché à prouver que la folie dépend presque toujours d'une affection des plexus nerveux du bas-ventre, sans la participation du cerveau, du moins primitivement; cet auteur dit positivement que « communément le siége du mal est dans le ventre; que quelquefois il se trouve dans le cerveau, ce qui rend peut-être la maladie incurable; que l'altération du cerveau ou les dilatations de ses vaisseaux ne doivent être, en quelque façon, que les derniers effets du mal, ou une espèce de terminaison. » M. Pinel dit « qu'il semble, en général, que le *siége primitif* (la cause) de l'aliénation mentale est dans la région de l'estomac et des intestins, et que c'est de ce centre que se propage, comme par une espèce d'irradiation, le trouble de l'entendement. » M. Prost a surtout vu la cause de la folie dans l'affection de la muqueuse gastro-intestinale, et dans la présence des vers dans le canal digestif. Suivant M. Esquirol, les folies ont souvent leur siége (leur cause) dans les divers foyers de la sensibilité, placés dans les diverses régions du corps, et non toujours dans le cerveau. M. Gall est persuadé que « la cause de beaucoup de maladies mentales, susceptibles d'être guéries, se trouve dans le bas-ventre; que la cause du suicide réside très-souvent dans cette cavité. » (Tom. II, pag. 284, et tom. III, pag. 52 de son ouvrage *in*-4°.) Nous avons émis une opinion qui diffère de celles de ces auteurs, nous avons cherché à prouver que la folie a son siége primitif dans le cerveau, qu'elle est une affection idiopathique de cet organe.

Nous laissons de côté les questions relatives à l'influence des esprits ou de l'atrabile; on ne s'en occupe plus aujourd'hui. L'admission de lésions vitales ou nerveuses ne signifie rien, sinon qu'on ignore la nature réelle du mal, la modification cérébrale qui le produit. D'un autre côté, nous pensons, avec la plupart des observateurs, que les lésions dites organiques, les désorganisations qu'on trouve dans les cerveaux des fous, ne sont pas la cause immédiate de la folie, mais seulement un des effets d'une cause moins apparente. La cause immédiate de cette maladie doit être trés-légère, si l'on en juge par les résultats ordinaires des ouvertures de corps, joints à ceux de l'observation des symptômes; les *désorganisations* du cerveau sont rares, surtout avant le passage de la maladie à l'état de démence avec paralysie, et les fontions intellectuelles de l'aliéné sont le plus souvent peu profondément altérées. Haslam assure, comme nous venons de le voir, que la folie, sous quelque forme qu'elle se présente, est *toujours* accompagnée de quelques altérations dans l'organisation du cerveau ou de ses différentes parties, et que c'est dans ces altérations qu'il faut chercher la cause du désordre de l'esprit. Nous croyons que les recherches anatomiques faites sur les cerveaux des fous produiront des résultats de plus en plus satisfaisans, et que si l'on tient compte d'une foule de changemens dans la coloration, la consistance, les rapports des différentes parties de cet organe, on dira rarement qu'on n'y a rien trouvé. M. Esquirol a dit avec raison que la mortalité des fous dépend de plusieurs circonstances locales, et qu'il est bien important de distinguer le produit des maladies auxquelles succombent les aliénés, d'avec ce qui appartient à l'aberration mentale. Des aliénés vivent plusieurs années, se portant bien du côté des fonctions nutritives; ils sont soumis à des influences diverses qui les atteignent comme elles atteindraient d'autres individus; à l'ouverture du corps, on trouve peu de chose dans le cerveau, et de profondes altérations ailleurs : en doit-on conclure que ces dernières sont la cause de la folie ? Analysons quelques exemples semblables, consignés dans la thèse de M. Scipion Pinel, et recueillis il y a plus de vingt ans sous les yeux de son illustre père. Observation 7e : femme âgée de cinquante-sept ans ; esprit faible et superstitieux toute la vie. A cinquante et un ans, commencement de démence; à cinquante-trois, chagrin vif, délire mélancolique ; à cinquante-quatre ans, toux habituelle, expectoration purulente ; mort au bout de quatre ans et demi. Doit-on attribuer la folie de cette femme aux lésions du poumon et de l'utérus que présenta son cadavre, comme le fait M. Pinel ? Obs. 8e : femme âgée de quarante-sept ans ; premier accès de manie à *dix-neuf ans*, un second à trente-quatre ans, et un troisième à quarante et un ans. Est-ce bien à la lésion des poumons, de la rate et des ovaires, trouvée à l'ouverture du corps, qu'était due la folie de cette femme ? ou plutôt cette lésion, qui ne datait certainement pas de l'invasion du premier accès, n'était-elle que le résultat d'influences locales ? D'ailleurs, le cerveau et ses membranes étaient injectés, les os du crâne épais et injectés aussi. Les huit ou dix autres faits rapportés par l'auteur, comme des exemples de folie sympathique, ne nous paraissent pas plus concluans : nulle part il ne tient compte de la nature de la cause excitante, de la succession des désordres, de la durée de la vie du malade, des circonstances accessoires dans lesquelles on le place, etc.

La cause immédiate de l'aliénation mentale n'est vraisemblablement pas toujours la même. J. Frank voit dans les résultats de l'autopsie cadavérique de l'encéphale des preuves manifestes de l'existence d'un état inflammatoire ; tels sont l'épaississement des méninges, les fausses membranes, l'injection sanguine des vaisseaux cérébraux, la dureté, l'ulcération, la gangrène (le ramollissement) du cerveau, les collections séreuses des ventricules ; ajoutez à cela, dit-il, que la plupart des causes excitantes de la folie, telles que la colère, les excès d'étude, les veilles, l'ivresse, l'insolation, les coups sur la tête, etc., sont des causes ordinaires des maladies inflammatoires, et surtout de la phlegmasie de l'encéphale ; comparez à ces lésions et à ces causes les symptômes de plusieurs espèces de folie, particulièrement celles où dominent l'orgueil, la religion, l'amour ou la fureur, tels que la rougeur des yeux, la chaleur générale, la force du pouls, l'irritabilité des sens, etc., et vous ne craindrez pas d'appeler ces folies *inflammatoires*. Nous croyons cette opinion fondée dans beaucoup de cas ; ou du moins nous pensons que si, dans le principe, il n'existe pas une phlegmasie véritable, il faut bien admettre que c'est un état d'irritation qui n'en diffère que par l'intensité, qui revêt plusieurs des caractères de l'inflammation, et qui finit le plus souvent, avec le temps, par en développer presque tous les effets. Cependant on ne saurait disconvenir que le peu de danger et la longue durée de la folie, même très-aiguë d'abord, ne soient deux caractères qui ne se retrouvent pas dans les phlegmasies des viscères importans. Mais ne peut-on pas admettre d'autres causes? par exemple, l'inégalité de force, d'énergie, d'action entre les divers organes cérébraux ; l'atrophie de l'encéphale, par suite des progrès de l'âge ou d'une irritation antérieure; la guérison de cet organe atteint d'aliénation, celles de ses facultés qui étaient affectées restant oblitérées; l'adhérence de la pie-mère à la surface du cerveau, la compression exercée sur cet organe par l'épaississement de la pie-mère ou des autres membranes, et par les collections séreuses? Quelques faits porteraient à croire que l'affaiblissement de la stimulation sanguine pourrait être aussi la cause du délire. Un fait observé par M. Desmoulins, et qui tendrait à prouver que la démence sénile pourrait quelquefois dépendre d'une sorte d'atrophie du cerveau, c'est que, passé l'âge de soixante ans environ, cet organe commence à diminuer de volume. Nous reviendrons sur ce sujet en traitant des indications curatives.

La première chose dont sont surtout frappées les personnes qui voient des aliénés, c'est le bon état des fonctions nutritives chez presque tous ces malades, comparé au désordre de leur intelligence. M. Esquirol, partisan des folies sympathiques, avoue cependant que, dans la monomanie, la vie organique est en bon état; que, dans la démence, les fonctions de la vie organique conservent leur intégrité; que, quand la manie tend vers la démence, cette fâcheuse terminaison s'annonce par le rétablissement des fonctions organiques et par l'obésité. Cette apparence d'un état satisfaisant de santé des organes de la nutrition, qui peut persister des années, la nature et le mode d'action des causes les plus ordinaires de la folie, le développement insensible des troubles de la raison, qui ne sont bien souvent qu'une sorte d'exagération du caractère de l'individu, la succession des désordres, la durée de la maladie, sa terminaison naturelle par la démence et la paralysie, état presque toujours accompagné d'une suractivité dans les fonctions nutritives, les heureux effets du traitement moral, la source des affections accidentelles des organes thoraciques et abdominaux, et même les résultats des ouvertures de corps légitimement interprétés; toutes ces circonstances nous ont appris que l'affection du cerveau qui produit l'aliénation mentale, affecte primitivement et souvent exclusivement cet organe. M. Falret, qui a adopté cette même opinion sur le siége primitif de la folie, croit qu'elle doit exercer la plus heureuse influence sur le traitement des maladies mentales. M. Bayle, ancien interne de la maison d'aliénés de Charenton, admet que la folie est *le plus souvent* idiopathique, et *quelquefois* cependant symptomatique; et parmi les causes de celles-ci, M. Bayle range des arachnitis chroniques, que nous avons reconnues, dans un autre article, pour être des encéphalites; d'ailleurs, l'aliénation qui dépendrait d'une arachnitis aurait toujours son siége dans la tête. M. Voisin a paru se ranger à cette opinion, en cherchant à démontrer, par l'interprétation des faits, que les troubles menstruels sont l'effet et non la cause de la folie. Cette opposition aux anciennes opinions généralement reçues mérite au moins que les praticiens ne dédaignent pas de s'occuper de nouveau de la recherche de la vérité. Personne ne nie pour cela que le cerveau, même celui des aliénés, ne soit influencé par l'état des autres organes, par l'écoulement menstruel, par une maladie accidentelle, etc.; personne ne se refusera non plus à admettre l'existence de faits contraires à des opinions qui ne doivent être que l'expression même des faits. Bien plus, le médecin éclairé donnera toujours le conseil d'interroger tous les organes des malades, de faire attention à tous ceux dont les fonctions seraient dérangées, et de traiter, dans ce cas, l'effet aussi bien que la cause, pour ne pas commettre de méprise préjudiciable à la santé du malade.

§ VI. La folie peut être confondue, à son début, avec certaines affections du cerveau accompagnées de délire. Un état d'ivresse presque habituel, l'empoisonnement par quelques plantes narcotiques, l'encéphalite, les phlegmasies des divers organes, causent quelquefois un état de trouble de l'intelligence ou de délire qui se rapproche plus ou moins du délire de la folie; dans l'hypocondrie les désordres de l'intelligence ont souvent beaucoup d'analogie avec quelques-uns de ceux de l'aliénation mentale; Enfin, cette maladie peut être simulée, dissimulée, imputée ou méconnue. Dans la folie *simulée*, l'individu cherche à se faire passer pour fou, dans l'intention de se soustraire à une peine qu'il a encourue, à des obligations qu'il a contractées, ce qui est plus rare; ou bien il réclame des indemnités pour des mauvais traitemens qu'il a reçus, il cherche à se faire exempter du service militaire, ou à être admis dans un asile d'aliénés. On *dissimule* l'aliénation mentale lorsqu'on a intérêt à cacher qu'un individu est ou a été fou, soit pour obtenir ou faire valider des engagemens, des conventions, des contrats, des dispositidns testamentaires, soit pour lui conserver l'autorité ou le pouvoir dont il est revêtu, etc.; tantôt c'est l'aliéné lui-même qui cache avec soin ses idées, ses desseins, pour jouir de sa liberté, ou pour être surveillé d'une manière moins importune, et parvenir au but qu'il se propose, comme de se détruire, de se venger, etc. La folie est *imputée*, lorsqu'on veut faire passer un individu pour être ou pour avoir été fou, afin de le soustraire à la sévérité des lois, de faire casser des engagemens, des conventions, des contrats, des dispositions testamentaires, etc., dont il serait l'auteur; de le priver du pouvoir, de l'autorité, d'une fonction quelconque, de ses droits comme propriétaire, comme père, comme époux, comme citoyen, soit en obtenant son interdiction, ou en lui faisant donner un conseil, ou simplement en le tenant dans une maison d'aliénés. Dans la folie *méconnue*, l'aliénation n'est pas assez intense pour être reconnue ou même soupçonnée, parce que le malade ignore son état, ou parce qu'il lui reste assez de force pour le cacher. Sous tous ces rapports, il peut être également important de découvrir la vérité.

Des informations sur les habitudes antérieures de l'individu et une surveillance de quelques jours feront facilement reconnaître si le trouble de l'intelligence est l'effet de l'ivresse. La connaissance de l'ingestion de substances narcotiques lèvera également tous les doutes. Outre que le délire des maladies aiguës a des caractères propres, ces mêmes maladies sont, en général, accompagnées d'autres symptômes graves qui en décèlent la nature. La prostration musculaire, ou des convulsions, des alternatives de coma et de délire, l'état fébrile du pouls, l'altération profonde des traits, l'accélération des mouvemens respiratoires, etc. : ces désordres s'observent ordinairement chez les délirans, et presque jamais ou même jamais réunis chez les aliénés. Mais, dans le doute, il vaut mieux prononcer le mot *délire* que celui d'*aliénation mentale;* d'autant mieux qu'il suffira de quelques jours pour éclairer suffisamment le diagnostic, et qu'il n'y a aucun inconvénient à attendre. La folie sera distinguée de l'*hypocondrie* dans notre travail relatif à cette dernière maladie.

Dans les cas ordinaires il n'est personne qui ne reconnaisse promptement un homme dont la raison est dérangée : l'état de l'esprit, des passions, de la physionomie et des gestes du malade; la persuasion où il est ordinairement que ses facultés sont plus saines que jamais, et l'aveu qu'il fait de l'état de trouble dans lequel il se trouve lorsqu'il a conscience de sa maladie; toutes ces circonstances, dont il a été suffisamment question précédemment, décèlent assez vite l'existence de l'aliénation mentale. Mais il est des cas sur lesquels il n'est pas facile de prononcer : 1° des individus réputés raisonnables se rapprochent des aliénés sous certains rapports; 2° des aliénés conservent assez de bon sens pour paraître raisonnables.

Dans la première catégorie viennent naturellement se ranger, 1° les individus qui ont l'esprit borné ou faible, dont les connaissances sont peu étendues ou imparfaites, et qui, pour ces raisons, peuvent avoir le jugement le plus faux, les idées les plus bizarres, les opinions les plus ridicules; 2° les imbéciles qui n'ont de jugement et de raison que bien juste pour se conduire dans les actes ordinaires et faciles de la vie, mais qui n'ont point assez de discernement pour apprécier les motifs de toutes leurs actions; 3° les individus qui passent dans le monde pour être des esprits superficiels, brouillons, distraits; pour être doués d'une imagination vive, mobile, déréglée, impossible à tenir en repos; pour avoir des idées bizarres, singulières, des manières de voir particulières et extraordinaires, des manies, des lubies, des travers dans l'esprit; pour être amis du merveilleux, etc.; 4° les individus dominés, égarés par des penchans impérieux, d'un caractère emporté, difficile, surtout si leurs passions ne peuvent être dirigées ni par les lumières de la raison, ni par les préceptes d'une bonne éducation; les personnes dominées par une sorte d'instinct de fureur, sans lésion de l'entendement, dont M. Pinel a cité des exemples sous le nom de *manie sans délire*; 5° les aliénés guéris qui conservent cependant quelque chose de leur maladie, et restent susceptibles, irritables, inattentifs, etc.; 6° les individus surpris à chaque instant par des terreurs paniques, agités par des inquiétudes sans sujet, tourmentés par un état de perplexité et d'indécision continuel, etc.; 7° enfin les envies de quelques femmes enceintes, les désirs de certaines femmes nerveuses; les changemens dans le caractère, suscités par la menstruation, par l'état morbide du cerveau chez les hystériques et les hypocondriaques, etc. Dans la seconde catégorie nous comprendrons, 1° les individus chez lesquels la folie se développe d'une manière lente et imperceptible, et qui sont sous l'influence de cette maladie, souvent long-temps avant qu'on ne s'en doute; 2° certains monomaniaques, dont le délire exclusif est très-borné, et qui quelquefois conservent la raison nécessaire pour sentir le ridicule de leur idée et ne la pas manifester; 3° un degré léger de manie, dans lequel les malades ont l'esprit tendu, exalté, et babillent beaucoup sans trop déraisonner; 4° le premier degré de la démence primitive et de l'affaiblissement sénile de l'intelligence; 5° l'espèce de monomanie, assez commune chez les femmes, qui consiste presque exclusivement dans la perversion de leurs sentimens comme mère, comme épouse, etc.; 6° la folie dissimulée par le malade, comme on l'observe surtout chez les mélancoliques-suicides qui veulent tromper la surveillance, et chez les aliénés qui ont assez de raison pour reconnaître les experts par lesquels ils sont examinés; 7° la folie de courte durée qui est la suite quelquefois de l'ivresse et souvent des attaques d'épilepsie; 8° les intervalles lucides des accès de l'aliénation mentale intermittente.

Relativement aux passions, les magistrats demandent quelquefois aux gens de l'art, si un homme possédé d'une passion dominante et exclusive peut tomber dans une espèce de monomanie au point d'être privé de ses facultés intellectuelles et d'être hors d'état de réfléchir? Si une passion extraordinaire n'est pas par elle-même un signe de monomanie? Si une passion dominante et exclusive peut exciter chez un individu un dérangement d'idées qui aurait tous les caractères de la démence? Ces questions ont évidemment pour but de déterminer, 1° *si une passion violente peut être considérée comme étant un accès de monomanie;* 2° *si une passion dominante et exclusive peut exciter momentanément, c'est-à-dire durant son existence seulement, un état d'aliénation mentale*. La première question doit être résolue négativement, du moins dans l'immense majorité des cas : ce n'est point une aliénation, dans le sens attaché à ce mot, que la colère, la frayeur, l'amour, la jalousie, etc. ; l'esprit peut sans doute être subjugué, la volonté privée de toute liberté par l'effet d'une passion : mais un pareil état n'est pas une aliénation mentale. Un orgueilleux n'est pas fou parce qu'il se croit supérieur à ceux de son rang ou de sa classe ; un ambitieux n'est pas aliéné parce qu'il est dévoré de la soif des honneurs, des richesses et du pouvoir ; mais l'un et l'autre ont perdu la raison lorsqu'ils manifestent avec persuasion des idées et des désirs qui ne sont plus en rapport avec leur condition ; lorsque l'un se croit dieu, roi ; et l'autre, possesseur des richesses de toute la terre, ou d'une puissance sans borne. Quant à la seconde question, nous avons cru devoir la restreindre au fait d'une aliénation *momentanée*, et non d'une aliénation *persistante* : sous ce dernier point de vue, elle n'offrirait aucune difficulté, puisque les passions sont, de toutes les causes de la folie, les plus nombreuses et les plus puissantes. L'observation n'a point encore signalé de folie *temporaire* ou *momentanée* qui soit née et qui ait cessé avec une passion dominante ; il y a bien de grands troubles dans l'esprit lorsqu'il est agité par la colère, tourmenté par un amour malheureux, anéanti par la frayeur, égaré par le désespoir, perverti par le désir impérieux de la vengeance, etc. ; mais on n'a jamais songé à voir dans ces troubles les symptômes de la folie ; ils disparaissent avec leur cause. Quelques personnes, entre autres M. Gall, croient cependant que l'excès des douleurs de l'accouchement, joint à diverses affections morales vives et pénibles, peuvent déterminer un état d'angoisse et une sorte d'égarement momentané de la raison chez certaines femmes ; ce qui doit excuser, jusqu'à un certain point, l'attentat commis par elles sur l'enfant sorti de leur propre sein. Les magistrats peuvent encore demander aux médecins si le suicide est toujours un acte de folie. Cette question rentre évidemment dans les précédentes ; en effet, déclarer que les passions ne sont point des états de véritable aliénation mentale, c'est dire implicitement que le suicide, provoqué par elles, n'est point le résultat de cette maladie. L'homme qui se tue pour échapper à une mort ignominieuse et certaine, pour se débarrasser de maladies douloureuses, d'infirmités dégoûtantes qu'il croit incurables, pour prévenir un genre de mort qui emporterait la confiscation de ses biens et en priverait sa famille, etc.; un tel homme ne saurait être comparé à un aliéné qui fonde ses déterminations sur des erreurs manifestes. Il est néanmoins plus que probable qu'il y a parmi les individus qui deviennent homicides d'eux-mêmes beaucoup plus d'aliénés qu'on ne pense communément.

Ainsi, 1° les signes de la folie peuvent être équivoques, peu apparens, fugitifs; 2° certains états intellectuels et moraux de l'homme réputé raisonnable ne sont pas éloignés de l'aliénation, si même quelques-uns ne sont déjà des effets de cette maladie. Ne pourrait-il pas arriver que des aliénés fussent pris pour des êtres de raison, et *vice versâ?* Voyons quels moyens peuvent conduire à la découverte de la vérité dans les cas douteux. 1° On prendra des renseignemens sur l'état antérieur de l'individu; on s'informera, par exemple, s'il existe ou s'il a existé des aliénés parmi ses proches parens, s'il a déjà eu un ou plusieurs accès de folie, s'il a été soumis à une des causes fréquentes de cette maladie, et si depuis on n'a pas observé des changemens dans son caractère, ses goûts, ses habitudes, ses affections, ses opinions; dans sa conduite envers ses parens, ses amis, etc. : ces circonstances pourront faire naître des présomptions en faveur de l'existence de la maladie. 2° On étudiera attentivement l'état actuel de l'individu à l'aide de différens moyens, qui sont : *a* un ou plusieurs interrogatoires : ce moyen n'est pas toujours très-sûr; l'aliéné qui sait qu'on l'observe pour statuer sur son état, peut prendre une infinité de précautions, répondre juste à toutes les questions, surtout s'il n'a pas une idée dominante ou une passion exclusive : on a vu des aliénés dans un état de démence très-avancé, dont il a été impossible de démontrer l'aliénation par ce seul examen; *b* des témoignages, surtout de la part des personnes qui connaissent l'individu, qui l'ont suivi pendant long-temps, qui ont pu voir renouveler ses extravagances; *c* des conversations réitérées : lorsque le médecin conserve du doute, il peut demander que la personne présumée aliénée soit placée dans une maison ou dans un hospice d'aliénés, pour y être mieux étudiée par les hommes de l'art et par des individus accoutumés à voir de ces malades; *d* des lettres ou des mémoires que l'on demandera au malade, sous prétexte de lui faire rendre justice, et surtout des pièces de cette nature qu'il aura écrites sans y être excité : l'homme en démence oublie des mots, des lettres, écrit des périodes et des phrases sans liaison; le monomaniaque parle de l'objet de son délire, etc.; *e* des menaces, un traitement fatigant et même douloureux : le criminel pourra résister à tout, mais un individu qui simulerait l'aliénation par fainéantise serait bientôt guéri; cependant, de même que la plupart des aliénés se refusent à toute espèce de traitement, en criant à l'injustice, de même il peut y avoir de prétendus aliénés qui s'y refusent; *f* en plaçant l'individu de manière à ce qu'on puisse l'observer sans qu'il s'en doute : le véritable fou ne s'inquiète pas s'il est observé ou non, pour manifester son délire; il n'en est pas de même de celui qui simule la maladie. *g* Lorsqu'une personne est traitée comme aliénée, et qu'elle prétend ne pas être folle, on lui demande quels motifs on pourrait avoir de la persécuter, et alors soit qu'elle divague sur-le-champ en invoquant des motifs invraisemblables ou ridicules, soit qu'elle parle un langage raisonnable, on recueillera dès cet instant de précieux renseignemens : si un aliéné, croyant être roi, se plaint de ce qu'on l'enferme pour le dépouiller de sa couronne, le doute sera éclairci; si, au contraire, un individu se plaint avec calme, et à différentes reprises, de ses proches, s'il indique les motifs intéressés pour lesquels ils prétendent le faire passer pour fou, ce langage raisonnable, du moins en apparence, doit laisser dans le doute, et provoquer de plus amples informations. 3° On tient compte de l'état de la santé postérieurement aux actes suspectés de déraison : si l'aliénation finit par se manifester ostensiblement, on peut présumer qu'elle existait déjà à une époque antérieure de quelques mois, ou même plus, et alors on prend des renseignemens sur l'état du malade à cette époque. 4° Enfin, on s'éclaire des circonstances qui ont accompagné le délit ou le crime : l'aliéné commet un crime sans intérêt positif, et ne s'en cache point après l'avoir commis.

Ces différentes observations suffisent ordinairement pour lever tous les doutes : cependant il est des cas où il est difficile et quelquefois même impossible de prononcer. S'il s'agit d'un individu accusé d'un crime ou d'un délit, en l'acquittant, on peut toutefois le faire enfermer pour l'exclure de la société qu'il a troublée; si c'est un individu dont on provoque la séquestration ou l'interdiction, on peut rejeter provisoirement ces mesures extrêmes, et s'en tenir, au besoin, à la nomination d'un conseil judiciaire.

Pour terminer ici ce que nous avons à dire sur les questions médico-légales relatives aux aliénés, nous ajouterons un mot sur un point de la législation qui les concerne. La législation française, comme celle de tous les pays, ne parle nullement de la séquestration des aliénés avant leur interdiction. Ainsi, d'une part, les arrestations arbitraires et les séquestrations de personnes sont punies des peines les plus sévères (Code pénal, art. 341 à 344); de l'autre, la réclusion d'un aliéné ne peut être légalement autorisée que par le jugement d'interdiction : on ne peut donc, sans encourir les peines prononcées contre les arrestations arbitraires et les séquestrations de personnes, faire enfermer les aliénés dans les maisons destinées à les recevoir qu'après les avoir fait interdire. On a bien senti les vices de ces dispositions législatives, puisque partout l'autorité administrative permet la séquestration des aliénés dont la maladie est seulement constatée par des certificats de médecins, dûment légalisés. L'intérêt des malades, celui des familles, la sûreté publique, exigent souvent, ainsi que l'a prouvé M. Esquirol, que la séquestration des aliénés soit permise dès le début de la folie, et aussi promptement que possible, par conséquent bien avant qu'on ait pu remplir toutes les formalités voulues pour prononcer l'interdiction : celle-ci a d'ailleurs le grave inconvénient de rendre public un accident que les familles ont intérêt à cacher. Les questions qui se rattachent à ce point médico-légal sont de la plus haute importance; elles touchent à ce que l'homme possède de plus précieux, la liberté et l'honneur : il s'agit, en effet, de donner aux familles la faculté de faire enfermer avec la permission d'une autorité administrative tutélaire, ceux de leurs membres qui ont perdu la raison; mais en même temps il faut faire en sorte qu'on ne puisse abuser de cette faculté, et faire enfermer, sous prétexte qu'ils sont fous, des individus qui jouissent de leur raison. M. Esquirol a très-bien indiqué la plupart des difficultés que présente la séquestration des aliénés; il a insisté avec raison sur la nécessité de laisser aux familles beaucoup de pouvoir sur ceux de leurs membres qui sont fous. Ne pourrait-on pas concilier à la fois le respect pour la liberté individuelle et l'intérêt bien entendu des parties intéressées dans ces circonstances, en admettant une espèce d'interdiction provisoire, qui pourrait être prononcée sur la demande du conseil de famille, par le juge de paix assisté de deux médecins, dont l'un nommé par lui, et l'autre par la famille? Cette interdiction serait prononcée en quelques jours ; elle autoriserait l'admission de l'aliéné dans une maison de force, et lui nommerait un conseil judiciaire ; elle devrait être renouvelée trois ou quatre fois dans les deux ou trois premières années : alors seulement on pourrait instruire pour une interdiction difinitive. De cette manière on ne perdrait pas un temps précieux, on éviterait une trop grande publicité et beaucoup de frais ; en renouvelant l'interdiction provisoire, on réparerait l'erreur qu'on aurait pu commettre ; et on empêcherait qu'on ne retînt dans des maisons de fous des individus guéris : enfin, ces malades ne pouvant s'engager sans l'assistance du conseil judiciaire, ne deviendraient jamais les victimes de la mauvaise foi ou de la friponnerie.

§ VII. — La folie est une maladie extrêmement fâcheuse ; elle dégrade et anéantit la raison humaine, fait de l'homme un être souvent moins parfait en apparence qu'une brute, et le réduit quelquefois à une sorte de masse végétante. Jusqu'ici rebelle dans un plus grand nombre de cas à tout moyen de traitement, elle est toujours d'une guérison difficile, souvent incomplète ou peu stable ; la disposition à cette fâcheuse maladie se transmet fréquemment par voie d'hérédité dans les familles. Le médecin, appelé à prononcer sur l'état des aliénés et l'issue présumée de la folie, soit par les tribunaux, par les parens, ou enfin pour guider sa conduite dans le traitement, tire les motifs de son jugement de la considération des causes de la maladie, de son mode d'invasion, de ses symptômes, de sa marche, de sa durée, de ses complications. 1° L'hérédité, l'âge avancé, l'habitude de la masturbation ou de l'ivrognerie, les excès vénériens, surtout chez les vieillards, un caractère naturellement vain et orgueilleux, les résultats d'une mauvaise éducation, un esprit faible ou une intelligence développée et très-active, des sentimens exaltés, une sensibilité morale très-vive, sont autant de circonstances qui rendent les chances du succès moins favorables. Suivant la remarque de M. Esquirol, les enfans seront moins exposés à la folie, s'ils sont nés avant que leurs parens soient devenus aliénés, et si la maladie n'a atteint que le père ou que la mère. L'âge le plus favorable pour la guérison est de vingt à trente ans ; passé cinquante ans, les guérisons sont rares. (Esquirol.) Les causes morales qui agissent promptement (la colère, la frayeur, le désespoir, etc.) sont une circonstance favorable de guérison ; celles qui agissent lentement (les chagrins domestiques, les scrupules religieux, etc.)

laissent moins de chances de succès. (Esquirol.) Les folies à la suite de couches guérissent en général beaucoup mieux que les autres, vraisemblablement parce qu'elles dépendent de causes qui ont agi brusquement, et non d'une manière long-temps soutenue. Les rechutes et les récidives sont toujours plus difficiles à guérir que le premier accès, et les chances de succès sont d'autant plus faibles que les accès ont été plus multipliés. 2° La folie dont l'invasion est subite guérit plus facilement que celle qui se développe avec lenteur. 3° D'après M. Pinel et M. Tuke, directeur de la Retraite près d'York, on guérit plus de mélancoliques que de maniaques; M. Haslam et M. Esquirol pensent, au contraire, que la manie guérit plus souvent que la mélancolie. Cette contradiction peut tenir au vice de la classification des genres de la maladie : il est positif que la *monomanie* guérit moins souvent et moins facilement que la *manie;* on sait combien sont rebelles les délires exclusifs, avec orgueil, superstition, vanité; combien les rois, les reines, les dieux, les fous fanatiques et les superstitieux sont difficiles à ramener à la raison, surtout lorsque l'aliénation semble être le dernier terme de penchans naturellement exaltés, le résultat d'une sorte de suractivité locale du cerveau survenue progressivement. En général moins la raison est lésée, et plus les chances du succès sont douteuses, plus les malades sont difficiles à conduire. Les praticiens qui ne sont pas habitués à soigner des aliénés pensent, avec le vulgaire, précisément le contraire; ils croient qu'un malade qui n'a qu'un petit nombre d'idées erronées sera facile à persuader; qu'un autre qui n'a encore qu'un léger degré de démence, un affaiblissement de la mémoire, ne peut manquer de recouvrer promptement l'exercice entier de ses facultés; et qu'un troisième dont l'entendement est complétement bouleversé, qui est dans un état presque continu d'agitation, de fureur, d'insomnie, etc., a beaucoup plus de chemin à faire pour retrouver l'usage libre de sa raison. Eh bien! le premier est inaccessible à toute espèce de preuves, de raisonnemens; le second tombera progressivement dans un état de démence complet; et le troisième, moins raisonneur et moins occupé de sa position, sera plus aisément ramené à la santé. La démence, primitive ou secondaire, est pour l'ordinaire incurable; mais dans quelques cas il n'est pas facile de la distinguer des autres epèces de folie. L'affaiblissement ou la perte de la mémoire sans désordre très-grave dans l'intelligence, est toujours un signe fâcheux qui doit faire craindre la démence. Lorsque les fonctions deviennent très-actives, que l'embonpoint augmente rapidement, que le sommeil se rétablit sans amélioration dans l'état de l'intelligence, on doit peu compter sur la guérison. (Esquirol.) 4° Le plus grand nombre des guérisons s'obtient au printemps et à l'automne. (Esquirol.) 5° Dans la folie intermittente on voit souvent les accès suivre une même marche, avoir une même durée, commencer et finir à des époques déterminées. Les accès finissent tôt ou tard par se rapprocher, et la maladie devient continue et incurable. On a vu, chez une même personne, un grand nombre d'accès se manifester et guérir à des intervalles divers. 6° D'après ce que nous avons dit précédemment de la durée et des terminaisons de la folie, on voit que, tant qu'il n'y a pas de signes défavorables, on peut espérer d'obtenir la guérison, surtout pendant les deux premières années; mais qu'il ne faut pas désespérer du succès les années suivantes, parce qu'on a des exemples du rétablissement de la raison après trois, quatre et même dix ans d'un délire permanent; cependant on doit conserver peu d'espoir au bout de la deuxième année. 7° La folie compliquée d'épilepsie ne guérit point : la paralysie est une complication non moins fâcheuse. (Esquirol, Cox, Haslam.) Les attaques apoplectiformes répétées sont d'un très-fâcheux augure. 8° Enfin divers tableaux du nombre des guérisons obtenues comparé au nombre total des malades traités, ont donné des résultats assez satisfaisans. Dans les établissemens bien tenus on guérit au moins le quart et souvent plus du tiers des aliénés mis en traitement : on guérit plus de fous en France et en Angleterre, puis en Allemagne, que dans tous les autres pays. Ainsi, sur dix-neuf mille cinq cent seize malades soignés dans plusieurs hospices d'Angleterre, cinq mille neuf cent dix-huit ont été guéris; sur douze mille cinq cent quatre-vingt-douze aliénés reçus à Bicêtre et à la Salpêtrière, de 1801 à 1821, cinq mille soixante-quinze ont recouvré la raison (Desportes, *rap. cit.*); sur quatre cent soixante, traités à Charenton, quatre-vingt-sept se sont rétablis; sur trois cent trente-cinq admis dans l'établissement de M. Esquirol, cent soixante-treize ont été guéris. D'après un relevé publié par Haslam, soixante-dix-huit malades ont été guéris sur cent treize de l'âge de dix à vingt ans, deux cent vingt sur quatre cent quatre-vingt-huit de vingt à trente ans, cent quatre-vingt sur cinq cent vingt-sept de trente à quarante ans, quatre-vingt-sept sur trois cent soixante-deux de quarante à cinquante ans, vingt-cinq sur cent quarante-trois de cinquante à soixante ans, quatre sur trente et un de soixante à soixante-dix ans. La proportion des guérisons, relative à chaque sexe, est en faveur des femmes dans la plupart des relevés, mais non dans tous. Sur quatre-vingts folies à la suite de couches, traitées à Bedlam, cinquante ont été guéries. Mais pour juger de la valeur réelle de ces sortes de relevés, il faut pouvoir tenir compte des conditions auxquelles les malades sont admis dans les établissemens, et apprécier la bonne foi des auteurs qui publient ces relevés. Ainsi, dans quelques établissemens on n'admet les aliénés que lorsqu'ils sont jugés curables, tandis que dans d'autres on les reçoit quels que soient leur âge, la durée de leur maladie, les complications, etc.; ainsi doit-on distinguer les guérisons solides et permanentes, ou seulement interrompues par une cause accidentelle, de ces disparitions d'accès régulièrement périodiques dans leur invasion et leur terminaison, de ces retours à la raison chez les ivrognes, après quelques semaines de diète et de repos, et ne doit-on pas toujours prendre les *sorties* des malades pour autant de succès complets.

Le médecin n'est pas seulement appelé à prononcer sur l'existence de l'aliénation mentale, il est encore invité par les parens et souvent requis par les tribunaux de donner son avis sur l'état moral des aliénés, et l'issue présumée de la folie. Il ne doit pas être moins circonspect dans un cas que dans l'autre : à moins d'indications bien positives, il ne portera point un jugement trop affirmatif.

§ VIII. Les aliénés qui ne présentent point de signes positifs d'incurabilité, dont la maladie offre quelques chances de guérison, seront soumis le plus promptement possible à un traitement convenable. On ne saurait commencer trop tôt l'emploi des moyens appropriés, et il n'est pas douteux que la folie ne guérît plus facilement et plus souvent, si les secours de la médecine pouvaient être administrés dès le début des premiers accidens de la maladie. Pour ramener à son état normal le cerveau atteint d'aliénation mentale, le médecin met en usage deux sortes de moyens : les uns consistent à modifier l'organe par l'exercice même de ses fonctions, et sont dits *intellectuels et moraux*, on pourrait ajouter *sensoriaux et musculaires;* l'ensemble de ces moyens constitue ce qu'on nomme le *traitement moral* ou *psychique :* les autres sont tirés des ressources de la thérapeutique, et sont appelés *médicaux, pharmaceutiques,* etc., ou collectivement *traitement physique* ou *médical.* On pourrait se dispenser de faire cette division; car les moyens moraux, la direction de l'exercice des fonctions cérébrales, sont du domaine de l'hygiène; et sous ce rapport comme sous tous les autres, la folie ne fait pas exception aux règles de la pathologie et de la thérapeutique ordinaire. En général il faut considérer les aliénés comme conservant la *connaissance,* le *sentiment de la conscience,* le *souvenir,* et comme étant plus ou moins accessibles *aux impressions qui mettent ordinairement en jeu les passions;* en un mot la pensée de la plupart des aliénés est, comme nous l'avons dit, *faussée* et non pas *abolie.* En général il faut aussi considérer les actes répréhensibles que peuvent commettre ces malades, comme le résultat d'une volonté dirigée par des motifs qui ne sauraient plus être éclairés des lumières de la raison, quoique pourtant les aliénés se persuadent toujours être sains d'esprit et raisonnables dans leurs actions. Ces faits doivent être bien connus de tous ceux qui sont appelés à donner leurs soins à ces malades, et sans cesse présens à leur esprit, depuis le médecin jusqu'au dernier serviteur. C'est pour les avoir trop souvent méconnus que les aliénés ont été si long-temps délaissés, incarcérés, maltraités et en quelque sorte rejetés de la classe des êtres sensibles.

Tous les médecins qui soignent habituellement des aliénés, n'hésitent point à conseiller l'*isolement* de ces malades, dans presque tous les cas, comme la première condition et l'un des premiers moyens de leur traitement. Les aliénés doivent être séparés des objets qui ont excité l'aliénation ou qui l'entretiennent et l'aggravent, des parens ou des serviteurs qu'ils détestent, qu'ils prétendent commander, et auxquels ils ne veulent point obéir, des curieux qui viennent les irriter par des raisonnemens inutiles ou par des moqueries déplacées; ils doivent être séquestrés de la société et placés dans une habitation spéciale, soit par mesure de sûreté publique, soit pour l'intérêt même de leur propre conservation. Les familles ont toujours de la répugnance à mettre ce moyen à exécution; une mère, une épouse, un époux, croient difficilement que ce qu'ils possèdent de plus cher au monde puisse être mieux entre les mains d'étrangers que sous l'influence de ceux qui leur prodiguent les soins les plus affectueux; on craint d'ailleurs que, dans les établissemens d'aliénés, la vue des malades n'affecte trop vivement celui qu'on y met, et n'aggrave sa maladie; que la contrainte, la dureté et toute sorte de mauvais traitemens ne soient employés pour conduire les malades; que ceux-ci, une fois guéris, ne conservent une fâcheuse impression de leur séjour, et du ressentiment contre leurs proches. Ces dernières considérations portent les familles très-riches à établir leurs malades dans des maisons particulières destinées à recevoir un seul aliéné qu'on entoure de serviteurs et de surveillans qu'il ne connaît pas. Outre que ces isolemens particuliers exigent de grands frais, ils remplissent rarement le but qu'on se propose; ou bien quelque parent veut rester auprès du malade, ou bien celui-ci s'aperçoit bientôt que tout ce qui l'entoure est destiné à le servir; dans l'un et l'autre cas l'isolement est incomplet; enfin on manque souvent de plusieurs choses qui ne se trouvent que dans les établissemens spéciaux. Cependant cet isolement est le seul qu'on puisse faire adopter à certaines familles, et il faut faire en sorte d'en tirer tout le parti possible. Dans les établissemens spéciaux l'isolement est complet, les malades savent bientôt qu'ils sont sous l'autorité et même à la discrétion du directeur; ils sont surveillés et contenus sans peine, soignés par des serviteurs entendus; ils trouvent des moyens d'occupation et de distraction très-puissans dans leurs réunions, même entre malades : la plupart des aliénés ne s'aperçoivent point qu'ils se trouvent au milieu de fous, et ne peuvent se trouver mal d'y être. Lors du retour de la raison ils sont tranférés dans des quartiers destinés aux convalescens, et sont par-là soustraits au spectacle qui pourrait leur procurer de fâcheuses impressions : tant que les aliénés sont malades, ils en veulent à ceux qui les ont privés de leur liberté et placés au milieu des fous; mais dès que la raison a reparu entière, le ressentiment se change en reconnaissance : sous ce rapport les familles ne risquent donc réellement rien. Nous ne dissimulerons cependant pas que l'isolement et le séjour au milieu des fous n'aient quelquefois aggravé la maladie encore peu avancée de quelques individus; en compensation nous dirons que ces mêmes moyens ont guéri plusieurs malades presque subitement. D'ailleurs il est à peu près impossible de conserver et de soigner les aliénés maniaques ou monomaniaques au sein des familles, et tous les inconvéniens de l'isolement disparaissent devant la nécessité d'en faire usage; du moins les exceptions sont rares.

Nous ne pouvons point tracer ici en détail toutes les dispositions nécessaires à un asile d'aliénés pour qu'il remplisse parfaitement son but : nous nous bornerons à les indiquer d'une manière générale. 1° M. Pinel a particulièrement insisté sur la nécessité de classer les aliénés, de séparer ceux qui peuvent se nuire, de réunir ceux qui peuvent contribuer réciproquement à leur guérison. Un asile d'aliénés doit donc se composer de plusieurs quartiers plus ou moins isolés les uns des autres : ainsi il faut un quartier pour chaque sexe, une division pour les aliénés agités, une seconde pour les aliénés tranquilles, une troisième pour les convalescens, une quatrième pour les aliénés affectés de maladies accidentelles; il ne serait pas inutile d'avoir une division pour les aliénés malpropres et les démences, et une autre pour quelques malades furieux, bruyans, et pour quelques aliénés d'un caractère indomptable qu'on y enverrait pour les punir. Il est surtout important d'isoler les sexes, les convalescens, et les malades qui ont eu de mauvaises mœurs ou qui tiennent des propos obcènes et commettent des actes illicites. Chaque division doit avoir une cour plantée d'arbres, et, autant que possible, un jardin pour servir de promenoirs aux malades. 2° M. Esquirol, qui s'est principalement occupé des dispositions que doivent offrir ces sortes d'établissemens, pour loger convenablement les malades, faciliter la surveillance et le service, prévenir les accidens, etc., voudrait que toutes les habitations fussent construites au rez-de-chaussée; que les loges destinées aux aliénés agités fussent spacieuses, percées d'une porte et d'une fenêtre en face l'une de l'autre et s'ouvrant en dehors; qu'elles fussent dallées et non pavées, garnies d'un lit solidement fixé au mur; que toutes les habitations communiquassent avec des galeries couvertes et des corridors au moyen desquels les malades pussent se promener par le mauvais temps, et les surveillans ou les gens de service parcourir aisément toutes les parties de l'établissement; que tous les logemens fussent chauffés par des conduits de chaleur; que des fontaines pussent fournir de l'eau en abondance pour laver les cellules malpropres; que les latrines se trouvassent isolées, de manière à ne point incommoder les malades; qu'on eût différentes pièces pour servir d'atelier général, de réfectoires et de chauffoirs communs, de salles de bains, de douches, etc. Dans le projet de

M. Esquirol il n'y a de dortoirs que pour les convalescens, les mélancoliques, les démences et les infirmes. En général, les cellules à un seul lit sont préférables dans presque tous les cas; le jour, les malades peuvent en sortir et se trouver réunis; la nuit, ils n'ont pas besoin les uns des autres. 3° Des êtres privés de raison, et qui se croient raisonnables, qui désirent et qui demandent sans cesse des choses qu'on ne peut leur accorder, et qui avec cela sont sensibles aux bons soins comme aux mauvais traitemens, de pareils êtres doivent être très-difficiles à conduire, à gouverner, à soigner. Tant que les aliénés ne sont pas guéris, ils voient dans le directeur et les surveillans de l'établissement des complices de l'autorité qui les a privés de leur liberté, et dans leurs serviteurs des geôliers inhumains. Après leur guérison même, ils ne sont pas tous très-reconnaissans. Le directeur, les surveillans et les serviteurs seront donc sans cesse l'objet de la prévention des malades, de leurs soupçons, de leur haine; ils en recevront souvent des injures, et quelquefois des coups. D'un autre côté, l'on ne connaît bien les dispositions mentales des aliénés, si on n'a long-temps soigné et étudié ces malades : ou bien on attribue à la méchanceté ce qui n'est que l'effet de la maladie, ou bien on considère les aliénés comme des êtres en quelque sorte privés de toute sensibilité, et, dans l'un comme dans l'autre cas, on est porté à les traiter avec dureté. Il est presque impossible de faire entendre aux serviteurs que les aliénés jouissent de la plupart de leurs facultés, si ce n'est à ceux qui ont été eux-mêmes atteints de folie. A la Salpêtrière et à Bicêtre, on se sert avec beaucoup d'avantage des malades guéris pour soigner les autres. Le médecin d'un asile d'aliénés doit particulièrement s'attacher à instruire les individus qui exercent de l'influence sur les malades. 4° Il est absolument nécessaire qu'un règlement sagement combiné serve de règle commune dans les établissemens d'aliénés, et que le médecin y soit investi d'un pouvoir supérieur en tout ce qui concerne le service particulier des malades.

Une surveillance active et continuelle, exercée sur les malades et sur les serviteurs, est très-nécessaire dans un asile d'aliénés. Les malades qui ont du penchant au suicide ne doivent pas être un seul instant perdus de vue, quoi qu'ils disent et quoi qu'ils fassent pour obtenir le contraire : il est souvent nécessaire de les contenir avec la camisole. Les aliénés adonnés à la masturbation sont dans le même cas; il est souvent difficile et quelquefois impossible de s'opposer, chez les femmes, à cette pratique pernicieuse; quelques-unes, en effet, trouvent le moyen de se procurer des jouissances par des positions et des mouvemens qu'on ne peut empêcher. Les aliénés agités ou furieux seront laissés libres ou maintenus par la camisole, les entraves aux jambes, tenus assis dans un fauteuil particulier, enfermés dans leur chambre, suivant les circonstances. L'usage des chaînes est abandonné presque généralement, et c'est principalement aux nobles efforts de notre vénérable Pinel qu'est due cette amélioration dans le sort des aliénés. Lors de l'abolition des chaînes à Bicêtre, M. Pinel observa que la diminution du nombre des aliénés furieux et des accidens qu'ils occasionaient journellement fut extrêmement remarquable. Les seuls moyens de répression dont on doive faire usage sont la camisole, la réclusion dans une cellule, le passage d'une division dans une autre, la douche, quelques privations, mais jamais aucune espèce d'injure ni de mauvais traitement. Un aliéné furieux ou méchant, qui prend tout à coup un air menaçant, ou même qui commet des actes répréhensibles, sera sur-le-champ entouré de beaucoup de serviteurs, approché et saisi en même temps de tous côtés, surtout par ceux qui sont derrière lui. Dans quelques cas, on se sert avec avantage d'une serviette, avec laquelle on enveloppe subitement la tête du malade, ce qui le déroute complétement; dans d'autres, tandis que des personnes placées devant le malade cherchent à l'occuper, on s'avance par derrière, et on le saisit facilement.

On peut rapporter à trois principes toutes les modifications qu'on doit chercher à faire naître dans l'exercice de l'intelligence chez les aliénés : 1° *ne jamais exciter les idées ou les passions de ces malades dans le sens de leur délire;* 2° *ne point combattre directement les idées et les opinions déraisonnables de ces malades, par le raisonnement, la discussion, l'opposition, la contradiction, la plaisanterie ou la raillerie;* 3° *mais fixer leur attention sur des objets étrangers au délire, communiquer à leur esprit des idées et des affections nouvelles par des impressions diverses.* D'après le premier principe, on éloigne le malade des causes qui ont excité sa folie, et même des objets qui pourraient rappeler ces causes ou agir dans le même sens. Les aliénés atteints de mélancolie religieuse seront privés de leurs livres de dévotion ; on ne leur permettra point les excercices du culte; les aliénés tourmentés par des désirs vénériens rendraient ces désirs plus impérieux en les satisfaisant, s'ils ne détruisaient leur santé. On ne flattera point les chimères des rois, des princes, des dieux, des reines, etc.; on ne mettra point ensemble les malades qui ont la même espèce de délire, parce qu'ils s'entretiendraient sans cesse de leur marotte, et se feraient ainsi beaucoup de mal. Ici comme dans les autres maladies, on doit laisser en repos une partie surexcitée. D'après le second, on ne cherche point à raisonner avec les aliénés, pour les ramener au bon sens, car leurs erreurs sont aussi nécessaires que les désordres de toute fonction dont l'organe est malade. Les preuves les plus évidentes ne peuvent rien sur l'esprit d'un aliéné; vous avez eu des moyens secrets pour le tromper; la discussion, l'opposition, la contradiction irritent ces malades, fortifient leur délire en excitant l'organe affecté, leur inspirent de la défiance ou de la haine; ce principe est d'ailleurs une conséquence du précédent. D'après le troisième, on fait en sorte d'occuper l'esprit et de le distraire par divers moyens, tels que l'exercice, le travail, le jeu, des réunions de malades présidées par des personnes raisonnables, la musique, des lectures, des conversations, des visites d'amis, etc.; on oppose une passion à la passion dominante ; quelquefois on excite un trouble violent par une forte commotion morale, par une frayeur vive, l'annonce imprévue d'une mauvaise nouvelle, etc. Mais ces divers moyens ne sont applicables ni à tous les cas, ni à toutes les périodes de la maladie. Il est, en général, très-difficile de détourner pour quelque temps l'attention des malades de l'objet de leur délire; il est surtout très-difficile d'obtenir d'eux qu'ils s'occupent à jouer ou à travailler; souvent même le désordre de leur esprit est tel, qu'il les retient presque continuellement sous l'influence du délire; ils vivent avec leurs illusions, arrêtant a peine leur attention sur les objets qui les entourent. La cessation de l'isolement ne peut avoir lieu que lorsque la convalescence est bien établie; et même alors il faut toujours prendre beaucoup de précautions pour annoncer les premières entrevues, préparer l'esprit du malade et celui des parens, fixer l'objet et la durée de la conversation, pour rendre aux personnes pieuses la liberté de se livrer aux exercices de la religion. Si quelques commotions morales vives et brusques ont guéri des folies, elles ont peut-être plus souvent aggravé l'état des malades.

On cite quelques faits qui font exception à plusieurs des règles précitées. On parle d'aliénés dont on a d'abord flatté les illusions pour les détruire à l'aide de preuves évidentes. Un malade croit avoir des serpens dans le ventre ; on lui administre un purgatif ou un vomitif, ayant le soin de glisser adroitement un de ces animaux au milieu des matières rendues, et l'idée déraisonnable disparaît. Une jeune aliénée croit avoir une petite bête dans la tête ; M. Esquirol caresse cette idée, propose ensuite une opération ; on incise la peau du crâne, on montre à la malade un insecte, et de cette époque le délire cesse. Un individu, tombé fou à la suite des événemens de 1813, se croit poursuivi par le chef du gouvernement d'alors ; on lui apprend le changement opéré en 1814, mais il n'y veut pas croire ; on le trompe, on fait des journaux tout exprès pour lui ; M. Esquirol le conduit au milieu des troupes étrangères, il est convaincu et presque aussitôt guéri. Les exemples de ce genre sont extrêmement rares : le plus ordinairement les stratagèmes que l'on met en usage ne produisent aucun résultat ; ou bien la même erreur persiste, le malade supposant que l'on possède les moyens de faire tout ce que l'on veut ; ou bien l'erreur détruite est remplacée par une autre. Il faut, en général, se défier des prodiges que l'on raconte à ce sujet. Il est probable que le rapprochement des sexes produirait de bons effets chez quelques individus ; mais ce moyen est presque toujours impraticable.

Une partie du traitement moral extrêmement importante a pour objet de prévenir les rechutes, soit pendant la convalescence, soit après la guérison et lorsque les malades rentrent dans la société. En revenant à eux-mêmes, les aliénés retracent aussitôt à leur pensée tout ce que peut avoir de fâcheux leur position, les événemens malheureux qui les ont privés de la raison, les inquiétudes et quelquefois les chagrins réels qu'ils ont causés à leurs familles, la perte de leur état, de leur fortune, les préjugés du monde à l'égard de ceux qui ont perdu la tête, etc. Les uns restent susceptibles, irritables, mobiles, peu aptes au travail ; et cependant ils retrouvent des parens prévenus, irrités, ils sont contraints de reprendre des occupations fatigantes ; d'autres sont presque nécessairement soumis aux mêmes influences qui ont été la cause de leur maladie. Comment remédier aux effets de la prédisposition héréditaire, d'une éducation vicieuse, faire cesser l'habitude de l'ivrognerie, etc.? En général, les aliénés des classes éclairées trouvent plus de consolations et de ménagemens dans leurs familles que les aliénés des classes peu éclairées et industrieuses. Lorsque les malades ont de la fortune, on peut conseiller un voyage pour achever la guérison; on aura soin de ne pas les envoyer dans les pays chauds pendant les grandes chaleurs de l'été. Il faut se défier long-temps des dispositions des aliénés qui ont eu du penchant au suicide, et exercer sur eux une surveillance active sans qu'ils puissent s'en douter.

Le régime, l'habillement, les soins de propreté, les exercices musculaires, l'action du froid et de la chaleur, le coucher, présentent, chez les aliénés, quelques particularités importantes à connaître. On ne refusera point d'alimens solides ou liquides à ceux qui en désirent; la diète est rarement utile, et presque toujours impraticable. La colère et la fureur qui suivraient un refus d'alimens feraient plus de mal que la privation ne ferait de bien. A la Salpêtrière, les vivres sont distribués quatre fois par jour; la nuit même les femmes de veille ont le soin de porter du pain avec elles dans les tournées qu'elles font, pour en donner aux malades qui en demandent. Un liquide plus ou moins aqueux doit également être toujours à la disposition des aliénés. Le régime alimentaire sera varié suivant les constitutions et les idiosyncrasies des malades. L'été, on tâchera de leur faire donner en abondance des fruits rafraîchissans. En général, ils digèrent fort bien toute espèce d'alimens. Quelques malades refusent de manger; les uns, parce qu'ils n'ont réellement point d'appétit, parce qu'ils éprouvent une indisposition, une maladie accidentelle; les autres, par des motifs imaginaires, par l'effet d'idées déraisonnables. Parmi ceux qui n'ont point d'appétit, il en est qui ont pourtant l'estomac excellent, et qui digèrent tout ce qu'ils mangent; leur conduit alimentaire est en bon état : ces malades, ainsi que ceux qui refusent de manger sans y être autorisés par des motifs réels, seront nourris malgré eux. Si des privations, des punitions même, ne peuvent vaincre leur obstination, on leur fera prendre des lavemens de bouillon; à l'aide d'une sonde œsophagienne introduite par le nez, on injectera dans l'estomac du bouillon, du lait sucré, quelquefois un peu de vin. Si la fortune du malade le permet, on le placera dans des bains nutritifs. Des malades cèdent à la douleur que cause l'introduction de la sonde ; d'autres, voyant qu'on peut les faire vivre malgré eux, n'opposent plus une résistance inutile ; quelques-uns sont cependant assez obstinés et assez patiens pour supporter pendant des mois les différentes manœuvres qu'on est obligé de mettre en usage pour les nourrir. Les aliénés agités et furieux, quelques mélancoliques, ne sont pas faciles à tenir habillés ; ils sont disposés à quitter leur chaussure et marcher pieds nus, à déchirer leurs vêtemens, à jeter leur coiffure, etc. L'hiver surtout, il est bien nécessaire de préserver ces malades de l'action du froid et de l'humidité, et de ne rien négliger pour les tenir vêtus. On doit attacher dans leur lit les malades qui resteraient toute la nuit couchés nus sur le carreau, et les paralytiques, qui, sans cela, pourraient se jeter à terre ; à moins qu'on ne se serve pour ces derniers de bois de lits profonds, dans lesquels ils sont retenus sans contrainte, ce qui paraît préférable dans quelques cas. Il faut avoir bien soin de couvrir les aliénés dans leur lit pendant les grands froids, si l'on veut prévenir les congélations et les gangrènes des pieds. Il faut laisser aux aliénés toute la liberté de mouvement compatible avec leur sûreté et avec celle des personnes qui les approchent. Mais la surveillance qu'exige l'état de ces malades permet difficilement qu'on les laisse libres dans des enclos trop vastes. Tantôt il suffit d'arrêter les mouvemens des bras au moyen de la camisole ; quelquefois on est obligé en même temps de gêner ceux des pieds, à l'aide d'entraves, pour empêcher les malades de courir trop vite, de grimper sur des arbres, de sauter par-dessus les murs, ou de donner des coups de pieds. Enfin, on est souvent forcé d'attacher des malades au bois de leur lit, sur un fauteuil, à un arbre, ou de les renfermer dans leur chambre, pour les empêcher de faire du mal à quelqu'un. L'exercice est en général utile aux malade. En été, on doit empêcher les aliénés de s'exposer à l'ardeur du soleil ; dans le milieu du jour, on les laisse dans leurs habitations, s'ils n'ont des promenoirs frais et ombragés : en hiver, on fait alterner la promenade avec le séjour dans les chauffoirs. Quelques malades veulent constamment se tenir dehors, aller et venir par les temps les plus froids. On ne s'y opposera pas, tant que leurs membres ne se refroidissent pas. Dans le cas où des malades seraient restés trop long-temps exposés au froid, et auraient les membres glacés, on prendra pour les réchauffer toutes les précautions indiquées dans les congélations. Les soins de propreté consistent particulièrement, 1° à laver tous les matins, à grande eau, les cours et les cellules des aliénés malpropres, et quelquefois les infirmeries et certains dortoirs; 2° à renouveler les pièces de lits salies par les excrémens des malades; 3° à peigner chaque jour la chevelure des aliénés qui ne peuvent le faire (il serait bon de tenir toujours leurs cheveux courts); 4° à baigner ou au moins à éponger les parties du corps couvertes d'ordures.

La partie de la thérapeutique qui a pour objet l'administration des remèdes proprement dits, ou le *traitement* appelé *médical,* ne repose point toujours sur des principes bien fixes; trop souvent les indications à remplir sont difficiles à saisir, peu ou point déterminées; la nature même de la maladie est loin d'être toujours facile à apprécier. Des idées populaires, des procédés purement empiriques, certains faits isolés, ont formé, jusqu'à ces derniers temps, la base du traitement des aliénés (Pinel); aucune affection n'a exercé davantage l'imagination inventive des médecins; moins ils connaissaient la folie, et plus ils s'attachaient à lui opposer des moyens extraordinaires et violens, tels que douches, bains froids, bains de surprise, submersions, saignées abondantes et répétées, superpurgations, etc. Daquin, M. Pinel, M. Esquirol, en France, se sont particulièrement élevés, dans leurs écrits et leur pratique, contre l'usage de ces moyens empiriques et barbares. Depuis l'impulsion donnée par ces médecins, on ne saigne plus autant les aliénés; rarement on a recours aux bains froids; les bains de surprise, la submersion, les coups, ont été proscrits; les purgatifs, les douches sont employés avec ménagement; en un mot, on a remplacé ces méthodes perturbatrices par une sage expectation, surtout dans les cas où il ne se présente aucune indication pour agir. Mais peut-être un excès en a-t-il quelquefois produit un autre; peut-être a-t-on trop souvent abandonné l'organisme à ses propres forces, et compté sur une marche naturelle de la maladie qui a pu conduire à une terminaison funeste. Des accès de manie ou de mélancolie aiguë, qui auraient dû céder promptement à un traitement actif, n'ont-ils point dégénéré en un état de démence incurable? Toutefois il faut avouer que, dans l'état actuel de la science, le médecin rencontre souvent des cas d'aliénation sans indication thérapeutique bien précise; ce qui l'oblige, soit à ne rien faire, soit à employer en tâtonnant quelques moyens conseillés par les auteurs comme des sortes de spécifiques.

Les évacuations sanguines avaient été généralement opposées à la manie avec fureur, et souvent on a fait des saignées jusqu'à défaillance; on a réitéré cette opération un grand nombre de fois en plusieurs jours ou en quelques semaines. Cullen limite l'usage de ce moyen aux cas récens de manie, et à ceux où il existe un état de pléthore cérébrale. Il pense que la saignée est moins utile dans la mélancolie. Daquin s'est positivement élevé contre l'abus que l'on faisait des évacuations sanguines ; il veut qu'on n'y ait recours que dans le commencement de la maladie, chez les sujets jeunes, sanguins, forts, furieux ou méchans, et assure qu'elles sont nuisibles lorsque la maladie est invétérée; il vante surtout la saignée du pied faite par une large ouverture. Il dit que l'excès des évacuations sanguines peut jeter les malades dans un affaissement dont on ne peut les relever, causer une stupeur et une hébétude fâcheuses. M. Pinel a presque exclu la saignée du traitement de la folie, et appuie son opinion, à cet égard, de plusieurs exemples où ce moyen a été nuisible ou au moins superflu; il prétend que la saignée *ad deliquium* est un des moyens les plus téméraires qu'on puisse se permettre, et pense que les cas de l'usage judicieux de la saignée sont extrêmement rares. Il signale la débilité, la stupeur, l'idiotisme, comme pouvant être la suite des pertes de sang. Deux exemples cités par M. Pinel font cependant craindre que ce médecin n'ait quelquefois mis de l'exagération dans sa manière de voir. Dans l'un, il s'agit d'une malade de dix-huit ans, forte, présentant des signes de congestion vers la tête, qui fut prise d'une syncope, dont le pouls descendit de quatre-vingts pulsations à soixante, quoiqu'elle eût perdu tout au plus *quatre onces* de sang : la veine fut aussitôt fermée. Dans le second cas, il est question d'une fille de trente-six ans, dont les règles avaient été supprimées par une frayeur, qui était dans un état de manie, avec cris continuels, face très-rouge, yeux brillans, conjonctive injectée. Une *saignée modérée* du pied est pratiquée, et bientôt après la malade tombe dans un état d'idiotisme dont elle ne guérit qu'au bout de deux ans. La syncope éprouvée par la première malade n'est elle point produite, dans une foule de cas, par la crainte seule de l'opération ? Est-il bien certain que, chez la seconde aliénée, l'évacuation sanguine ait aggravé la maladie? Aux motifs allégués par M. Pinel contre l'usage de la saignée, M. Esquirol ajoute qu'il a vu la folie augmenter après des règles abondantes, après une, deux et même trois saignées; qu'il a vu l'état de tristesse passer à la manie, à la fureur, aussitôt après la saignée. Cet auteur ne veut pas cependant proscrire l'emploi de ce moyen; la saignée est indispensable, suivant M. Esquirol, aux sujets pléthoriques, et lorsqu'il y a quelque évacuation sanguine habituelle supprimée, aux aliénés menacés de congestions cérébrales brusques. La saignée est, d'après Haslam, le remède qui réussit le mieux lorsqu'on a affaire à des malades forts, pléthoriques, et en même temps lorsque l'aliénation est récente : ce remède est inutile dans les folies anciennes, dans celles qui existent avec faiblesse ou stupeur. J. Frank émet à peu près la même opinion; il rapporte le cas d'une jeune fille maniaque, guérie presque instantanément par une saignée de plus de quatre livres. On a proposé de tirer du sang en ouvrant une veine au bras, au cou, au pied, en divisant l'artère temporale, en appliquant des sangsues sur le trajet des veines jugulaires, aux tempes, derrière les oreilles, aux pieds, à l'anus, à la vulve, etc.; en faisant mettre des ventouses scarifiées sur la tête, à la nuque, derrière les épaules, etc. On a fait abus de la saignée; les accidens signalés par Daquin, M. Pinel et M. Esquirol, un affaissement extrême ou un état d'agitation et de fureur, ne sont pas rares après les émissions sanguines; on ne voit pas sans surprise des malades pâles, défaits et furieux en même temps, après avoir été saignés plusieurs fois de suite avec abondance. Nous croyons cependant que les émissions sanguines ont été proscrites avec trop de sévérité; ce moyen peut être très-utile; mais, pour en éviter les inconvéniens, il ne faut point oublier les considérations suivantes : 1° dans presque tous les cas de surexcitation et de congestion cérébrale, la déplétion sanguine doit être combinée avec des applications réfrigérantes sur la tête, et l'action d'agens révulsifs, si l'on veut obtenir des effets prompts et durables; 2° les saignées locales sont souvent préférables aux saignées générales, soit parce qu'elles ont une action plus directe, soit parce qu'elles ne causent point de pertes sanguines inutiles ou superflues; 3° ces mêmes saignées locales, faites avec ménagement, peuvent être réitérées un grand nombre de fois sans inconvénient, même chez des individus en apparence très-faibles.

L'eau a été administrée sous forme de bains tièdes et froids, de demi-bains, de pédiluves, de douches, d'affusions, de boissons et de clystères. Les bains froids ou à peine tièdes sont conseillés aux aliénés forts et chez lesquels il se fait un développement considérable de chaleur. On fait d'abord placer le malade dans un bain tiède, et l'on vide ensuite la baignoire d'un côté, tandis qu'on la remplit de l'autre avec de l'eau froide. Les bains de surprise ou d'immersion sont sévèrement proscrits. Les bains tièdes sont d'un usage très-général, et recommandés par presque tous les auteurs. Les demi-bains tièdes sont employés, soit comme révulsifs, soit pour provoquer l'écoulement hémorrhoïdal ou utérin, soit pour calmer une trop vive excitation fixée sur les organes génitaux. Dans ce dernier cas, on les rend quelquefois calmans en y ajoutant une décoction de plantes vireuses. Les bains de pieds font partie des moyens revulsifs et des moyens provocateurs de l'écoulement menstruel. La douche consiste dans la chute de l'eau en colonne, en masse ou en pluie, sur la tête du malade. L'usage de la première espèce de douche est d'un usage général et presque banal dans le traitement de la folie. On en a fait un très-grand abus, soit en se servant d'une colonne d'eau trop large et trop élevée, soit en prolongeant l'action de ce moyen trop long-temps, par exemple, un quart d'heure, une demi-heure ou plus. M. Pinel veut qu'on réduise la colonne du liquide à un filet ou à quelques gouttes d'eau pour arroser et refroidir la tête. M. Esquirol dit que la douche doit être donnée à jeun, avec discernement, et seulement pendant quelques instans; ce médecin ne l'administre d'ailleurs qu'à un petit nombre de malades. L'action de la douche refroidit subitement et considérablement la tête; elle excite ordinairement chez les malades des sentimens de crainte, de frayeur, de colère, quelquefois d'indignation et de fureur. Trop forte et trop prolongée, elle a causé des accidens graves. Comme moyen de réfrigération, la douche pourrait être utile, si son action pouvait durer plus long-temps, et si un développement de chaleur considérable ne remplaçait pas en quelques minutes les effets du froid. Sous co rapport, les applications froides prolongées sur la tête sont beaucoup plus avantageuses. Comme moyen moral, la douche peut être de quelque utilité, soit pour réprimer et punir, soit pour obliger des malades à s'occuper, soit enfin pour exciter chez quelques-uns une commotion morale. Les affusions et applications froides sont préférables à la douche pour produire l'action réfrigérante de celle-ci. Des malades éprouvent un tel besoin de se rafraîchir la tête, qu'ils exposent eux-mêmes cette partie sous les robinets des fontaines plusieurs fois chaque jour. Les affusions sont utiles dans quelques cas (Esquirol). Les applications de linges ou d'éponges imprégnés d'eau froide, de la glace pilée renfermée dans une vessie, sont d'excellens moyens réfrigérans : on en fait surtout usage lorsque les malades sont dans le bain tiède, lorsqu'on vient de faire une saignée locale à la tête ou au cou; on a le soin d'en graduer l'action, et de la suspendre même par intervalle. L'eau fait la base de la boisson ordinaire des aliénés. Dans les hospices on voit des malades qui sont dévorés de soif en boire une grande quantité le jour et la nuit. Le Roy d'Anvers a conseillé contre le suicide l'usage de l'eau pure prise abondamment. Les lavemens simples ou composés doivent être d'un grand secours dans une maladie si fréquemment accompagnée de constipation.

Les purgatifs sont conseillés dans le plus grand nombre des cas par tous les médecins; l'ellébore n'est pas plus employé aujourd'hui que les autres drastiques. Cox place les vomitifs au premier rang; Haslam n'en fait aucun cas; Daquin les regarde comme nuisibles ; J. Frank les prescrit aux malades peu irritables, chez lesquels il n'existe pas de pléthore cérébrale; ce dernier donne l'émétique comme nauséeux, mêlé à quelques alimens; Cox en fait prendre jusqu'à douze grains par jour, à dose fractionnée. Les vomitifs et les purgatifs exercent, en général, leur action chez les aliénés à la même dose que chez les autres malades; les individus qui ont besoin d'une dose plus forte sont en petit nombre. L'opium est un très-grand remède, suivant Cullen; c'est un moyen héroïque, selon Daquin; Cox assure, au contraire, que l'opium ne produit aucun effet permanent chez les fous; M. Esquirol assure aussi que les narcotiques sont plus nuisibles qu'utiles, surtout s'il y a pléthore sanguine, congestion vers la tête. Le camphre est vanté par Daquin et Locher, et déprécié par Cullen, Haslam et Cox;

Locher en prescrit une demi-drachme unie à deux drachmes de sucre et de gomme arabique, une demi-once de vinaigre radical, six onces de fleurs de sureau et une once de sirop de pavots; il fait prendre de cette mixture jusqu'à causer un léger mouvement fébrile. Haslam a donné le camphre dans dix cas pendant deux mois de suite; huit malades sont restés incurables, un dut sa guérison au camphre, et l'autre ne se rétablit que plusieurs mois après en avoir fait usage. J. Frank conseille le musc dans les suppressions d'exanthèmes, de transpirations, chez les jeunes gens et les femmes doués d'une vive sensibilité. Après les vomitifs, Cox place la digitale comme étant le meilleur remède contre la folie; suivant lui, on ne doit regarder comme incurable aucun cas dans lequel on n'a pas fait usage de la digitale, particulièrement si le pouls est fort et fréquent; il en augmente progressivement la dose, jusqu'à faire prendre trois gros chaque jour de teinture très-chargée. Il parle d'un malade dont le pouls descendait, par l'emploi de ce remède, de quatre-vingt-dix pulsations à quarante; à quatre-vingt dix, le malade était dans un état de fureur continuel; à soixante dix, il avait sa raison entière; à cinquante, il était mélancolique; à quarante, il était demi-mort : il a été guéri en prenant, pendant quelques semaines, une dose de digitale suffisante pour tenir le pouls à soixante-dix pulsations. J. Frank propose ce médicament contre la prédisposition à la folie, dans les cas où cette maladie provient d'une cause scrofuleuse et inflammatoire, où il y a imminence d'afflux sanguin à la tête; il prescrit une forte infusion des feuilles de la plante. Un médecin allemand, M. Sander, nous a communiqué l'observation d'un jeune homme, aliéné depuis environ deux mois, qui fut guéri après quelques jours de l'administration de la digitale à haute dose, en infusion, et après avoir éprouvé des accidens gastriques et cérébraux très-graves. Ce n'est pas en France qu'on ferait de pareils essais; on craindrait, avec raison, de déterminer une gastro-encéphalite intense et même funeste. Le quinquina a été donné comme antipériodique dans les cas de folie intermittente. Cox recommande les toniques lorsqu'il y a de l'apathie et de l'engourdissement, et assure que les ferrugineux accélèrent la convalescence. L'application de sinapismes aux extrémités inférieures, de vésicatoires sur diverses parties du corps, d'un séton à la nuque, d'une pommade stibiée et irritante sur la tête, de cautères à la nuque, sur les épaules ou aux bras, a été conseillée dans diverses circonstances, tantôt pour produire un effet dérivatif, tantôt pour rappeler ou remplacer des écoulemens supprimés, tantôt enfin pour imprimer un nouveau mode d'action au centre sensitif. Cox dit avoir inoculé la gale une fois avec succès. On a appliqué des moxas derrière le col ou sur la tête. M. Valentin a publié des observations de manie aiguë guérie par ce moyen. Nous avons vu le moxa réussir sur deux jeunes filles traitées par M. Esquirol; elles étaient dans un état de stupeur depuis près d'un an; en moins de quinze jours, elles entrèrent en convalescence. Après leur guérison, elles dirent qu'elles avaient senti, au moment de l'opération, comme un torrent de feu se répandre dans tout leur corps, et que dès lors leur intelligence avait commencé à reprendre son activité. Le feu avait été dirigé sur la partie supérieure de la nuque. Nous avons aussi vu une encéphalite mortelle résulter de l'application d'un bouton de fer rouge sur la tête. J. Frank n'a pas craint de proposer la castration, si l'on reconnaissait que la folie provînt des testicules, de pollutions, et si elle avait été rebelle à tous les autres remèdes.

Une sorte de pirouettement exercé au moyen d'une machine rotatoire, inventée par Darwin, a surtout été préconisé par Cox, qui en a le premier observé les effets par une expérience multipliée; ce moyen a depuis été employé par Hufeland et Horn à Berlin, Odier à Genève, Martin à Lyon, Hallaran en Angleterre. La machine est construite en forme de jeu de bagues; tantôt l'aliéné est placé assis sur une espèce de fauteuil adossé à la tige centrale, et d'autres fois on le dispose horizontalement les pieds à la circonférence : Cox préfère ordinairement la position verticale. Le malade ainsi placé, on met la machine en mouvement, on la fait tourner plus ou moins vite et plus moins long-temps, selon les circonstances. D'après l'observation de Cox, le pirouettement produit, sur des personnes saines, de la pâleur, un état de faiblesse subit, des vertiges, des nausées, des vomissemens, quelquefois une abondante excrétion d'urine; il détermine à peu près les mêmes phénomènes chez les aliénés; il provoque souvent chez eux un sommeil doux et paisible, et des malades se sont trouvés guéris en se réveillant. Le même médecin assure que la faiblesse n'est jamais à craindre. Il compare les effets du pirouettement à ceux du *mal de mer*, et pense qu'ils résultent d'une influence particulière sur le système nerveux. Lorsque le mouvement est doux, il diminue la sensibilité exaltée, et l'excite, au contraire, lorsqu'il est rapide. Le pirouettement est, toujours suivant Cox, un des moyens les plus efficaces, de quelque nature que soit la maladie; il produit des effets étonnans : c'est au moins un moyen propre à inspirer la crainte, à rendre docile, etc. Ce médecin y soumet les malades avant ou après le repas, et fait d'abord prendre à quelques-uns deux grains d'émétique pour aider le vomissement. Cox rapporte huit cas, dans lesquels le pirouettement a été mis en usage. *Premier cas :* Après la première épreuve, sommeil de neuf heures; guérison. *Deuxième cas :* Stupeur, obstination; traitement infructueux; pirouettement, accidens précités, sommeil de trois heures, nulle amélioration; seconde épreuve, sommeil de six heures, mieux; guérison à la longue. *Troisième cas :* Le malade devient seulement plus docile. *Quatrième cas :* L'état de cet aliéné s'améliore sensiblement. *Cinquième cas :* Le pirouettement, inutile d'abord, finit par procurer du sommeil, amener du mieux, et opérer la guérison. *Sixième cas :* Monomanie religieuse, refus de manger; peu à peu le malade mange, devient docile et guérit. *Septième cas :* L'aliéné est rendu plus calme et plus docile. *Huitième cas :* Le pirouettement finit, à la longue, par produire de bons résultats. Ce moyen a été essayé à l'hôpital des aliénés, à Lyon, par le docteur Martin : il paraît que ce médecin n'a point eu à s'en louer; il reproche au pirouettement de causer des accidens effroyables, telles que syncopes, vomi-purgations, faiblesse extrême (Esquirol.). Ce moyen est d'ailleurs peu connu en France. Il nous semble que la position horizontale avec la tête vers le centre doit être dangereuse, et favoriser les congestions cérébrales. Je ne sais si l'on a essayé de placer la tête à la circonférence.

Quelques indications curatives peuvent être déduites d'une manière plus précise des causes de la maladie, de sa nature, de sa marche, de ses complications, etc. 1° Le plus souvent, avons-nous dit, la folie se développe lentement; ses causes agissent à plusieurs reprises, ou graduellement, pour la produire. Il n'est pas douteux que dans un grand nombre de cas, si le médecin était appelé à temps et ne méconnaissait point la source et la nature du mal, il obtiendrait un plein succès, soit en soustrayant le malade à l'action de la cause, soit en faisant disparaître les premiers accidens. L'insomnie, les maux de tête, certains changemens dans le caractère, l'amaigrissement, doivent toujours faire craindre pour l'avenir quelque maladie grave du cerveau. A cette époque, la cessation de l'action des causes, la distraction, des bains tièdes, des dérivatifs dirigés vers le canal intestinal ou la peau, quelquefois une ou plusieurs évacuations sanguines, pourraient suffire pour prévenir de plus fâcheux accidens. 2° Les écoulemens et les exanthèmes supprimés doivent toujours être rappelés ou au moins suppléés. Les affections des organes éloignés du cerveau, quel que soit leur rapport avec la folie, seront également prises en considération. La suppression du flux menstruel et la constipation sont deux accidens qu'on a souvent à combattre, et qu'il est bien nécessaire de ne point négliger. 3° Rush dit avec raison qu'il faut avoir égard à la nature de l'aliénation, et non à ses formes, pour la traiter méthodiquement. D'un autre côté, Cox dit que la fureur, la violence, la rage, peuvent caractériser également l'état sthénique et l'état asthénique, et que le pouls ne fournit aucun indice à cet égard. Cet auteur aussi a raison : il faut chercher d'autres caractères extérieurs de l'état morbide du cerveau. Mais cette partie du diagnostic de la folie est encore très-obscure, et a besoin d'être éclairée par de nombreuses recherches. Un état de pléthore générale et bien caractérisée se présente chez plusieurs aliénés, soit au début, soit dans le cours de la maladie; les sujets jeunes, naturellement sanguins, les femmes vers l'âge critique, les aliénés en démence qui prennent une nourriture abondante, y sont surtout sujets. Cet état a pour signes la plénitude et la force du pouls, un sentiment de pesanteur générale, le gonflement des veines superficielles, de l'oppression, la diminution de l'action musculaire, quelquefois même un léger degré de paralysie qui fait que le malade parle difficilement, ouvre les yeux avec peine, la turgescence de la face, l'oppression de la pensée, et une propension à la somnolence au lieu d'agitation et de fureur. Les moyens qu'on oppose à la pléthore sont connus; si l'on ne se hâtait de tirer du sang, des malades pourraient être frappés d'un coup de sang et succomber. Un état opposé, une sorte d'*anémie*, se présente chez quelques malades qui ont été saignés trop abondamment; peut-être aussi cet accident existe-t-il chez quelques malheureux qui deviennent aliénés, après être tombés dans la misère la plus profonde, et chez les malades dont l'invasion de la folie a été précédée de longs jeûnes, de privations de toute sorte, ou qui s'obstinent à ne pas prendre d'alimens depuis que le délire à éclaté. Un régime tonique sans être trop excitant, l'air de la campagne, un peu d'exercice, relèveront peu à peu les forces, et ramèneront quelquefois la raison. On sait que dans beaucoup de cas où il existe un état aigu d'irritation dans le cerveau, le pouls reste néanmoins naturel; mais alors les pulsations des carotides, des temporales, sont ordinairement fortes et vibrantes; la circulation capillaire de la face, des yeux, du crâne, est plus active, ces parties sont plus rouges et plus chaudes, elles sont quelquefois douloureuses, les yeux sont brillans et saillans; ces mêmes caractères se rencontrent dans beaucoup de cas de folie, surtout au début. Le traitement doit particulièrement se composer alors d'évacuations sanguines, de bains tièdes, d'applications froides sur la tête, de pédiluves sinapisés, de boissons laxatives si le canal intestinal est en bon état. Mais si ces moyens, employés d'abord avec une certaine vigueur chez les sujets qui peuvent les supporter, ne produisent point d'amélioration, il faut user avec ménagement des saignées et des applications froides. On observe beaucoup d'aliénés dont les fonctions nutritives et génératrices sont parfaitement régulières, chez lesquels la circulation et la chaleur de la tête sont dans l'état naturel, qui n'éprouvent aucune espèce de souffrance; ils déraisonnent, et c'est là tout le mal apparent. Quelle est chez ces malades la nature de l'affection cérébrale, et quelle indication a-t-on à remplir? Le médecin qui redoute les erreurs de l'empirisme attend presque tout, dans ces cas, du temps et de l'emploi des moyens moraux.

FIN.

www.ingramcontent.com/pod-product-compliance
Ingram Content Group UK Ltd.
Pitfield, Milton Keynes, MK11 3LW, UK
UKHW022051170726
13837UKWH00002B/884

9 782329 3276